U0200026

醫道傳承叢書

溫病條辨

【清】吳鞠通 著
【清】汪瑟庵 參訂
【清】徵以園 同參
【清】朱武曹 點評

李順保 顏惠萍 點校

干祖望 名譽總主編
王心遠 總主編

第三輯
醫道圓機

學苑出版社

圖書在版編目 (CIP) 數據

溫病條辨 /（清）吳鞠通著；李順保，顏惠萍點校.
北京：學苑出版社，2013.1（2021.5 重印）
　ISBN 978-7-5077-4195-7

　Ⅰ.①溫…　Ⅱ.①吳…②李…③顏…　Ⅲ.①《溫病
條辨》　Ⅳ.① R254.2

中國版本圖書館 CIP 數據核字 (2012) 第 320048 號

校　　訂：李甄實
責任編輯：付國英
出版發行：學苑出版社
社　　址：北京市豐臺區南方莊 2 號院 1 號樓
郵政編碼：100079
網　　址：www.book001.com
電子信箱：xueyuanpress@163.com
電　　話：010-67603091（總編室）、010-67601101（銷售部）
印　刷　廠：北京市京宇印刷廠
开本尺寸：787 × 1092　1/16
印　　張：29.25
字　　數：168 千字
版　　次：2013 年 9 月第 1 版
印　　次：2021 年 5 月第 5 次印刷
定　　價：96.00 圓

醫道傳承叢書

《醫道傳承叢書》序

醫之道奚起乎？造物以正氣生人，而不能無夭劄疫癘之患，故復假諸物性之相輔相制者，以爲補救；而寄權於醫，夭可使壽，弱可使強，病可使痊，困可使起，醫實代天生人，參其功而平其憾者也。

夫醫教者，源自伏羲，流於神農，注於黃帝，行於萬世，合於無窮，本乎大道，法乎自然之理。孔安國序《書》曰：伏羲、神農、黃帝之書，謂之三墳，言大道也。前聖有作，後必有繼而述之者，則其教乃得著於世矣。

惟張仲景先師，上承農、軒之理，又廣《湯液》爲《傷寒卒病論》十數卷，然後醫方大備，率皆倡明正學，以垂醫統。茲先聖後聖，若合符節。仲師，醫中之聖人也。理不本於《內經》，法未熟乎仲景，縱有偶中，亦非不易矩

覆。儒者不能捨至聖之書而求道，醫者豈能外仲師之書以治療。間色亂正，靡音忘倦。醫書充棟汗牛，可以博覽之，以廣見識，知其所長，擇而從之。

醫，大道也！農皇肇起，軒岐繼作，醫聖垂範，薪火不絕。懷志悲憫，不揣鄙陋，集爲是編，百衲成文，聖賢遺訓，吾志在焉！凡人知見，終不能免，途窮思返，斬絕意識，直截皈禪，通身汗下，險矣！險矣！尚敢言哉？

《醫道傳承叢書》編委會

《醫道傳承叢書》前言

《醫道傳承叢書》是學習中醫的教程。中醫學有自身的醫學道統、醫宗心要，數千年授受不絕，有一定的學習方法和次第。初學者若無良師指點，則如盲人摸象，學海無舟。編者遵師所教，總結數代老師心傳，根據前輩提煉出的必讀書目，請教中醫文獻老前輩，選擇最佳版本，聘請專人精心校讎，依學習步驟，次第成輯。叢書以學習傳統中醫的啟蒙讀本爲開端，繼之以必學經典、各家臨證要籍，最終歸於《易經》，引導讀者進入「醫易大道」的高深境界。

叢書編校過程中，得到中醫界老前輩的全面指導。長期以來，編者通過各種方式求教於他們，師徒授受、臨證帶教、授課講座、耳提面命、電話指

導。他們對本叢書的編輯、刊印給予了悉心指導，提出了寶貴的修改意見。

三十餘位老先生一致認同：『成為真正的、確有資格的中醫，一定要學好中國傳統文化！首先做人，再言學醫。應以啟蒙讀本如脈訣、藥性、湯頭為開端，基本功要紮實；經典是根基，繼之以必學的中醫四大經典；各家臨證要籍、醫案等開拓眼界，充實、完善自己師承的醫學理論體系。趁著年輕，基礎醫書、經典醫書背熟了，終生受益！』『始終不可脫離臨床，早臨證，多臨證、勤臨證、反復臨證，不斷總結。中醫的生命力在臨床。』幾位老中醫強調：行有餘力，可深入研讀《易經》《道德經》等。

百歲高齡的國醫大師干祖望老師談到：要成為合格的中醫接班人，需具備『三萬』：『讀萬卷書，行萬里路，肉萬人骨。』並且諄諄告誡中醫學子：『首先必讀陳修園的《醫學三字經》。這本一定要讀！一定讀，非讀不

可！對！熟記這一本，基礎紮實了，再讀《內經》、《本草》、《傷寒》，可以重點做讀書筆記。經典讀熟了，要讀「溫病」的書，我臨床上使用「溫病」的方子療效更好。』作爲《醫道傳承叢書》名譽總主編，他的理念思路代表了老一代的傳統學醫路徑。

國醫大師鄧鐵濤老先生強調了中醫的繼承就是對中華優秀傳統文化的繼承，中醫學是根植于中華文化、不同於西方現代醫學，臨床上確有療效，獨立自成體系的醫學。仁心仁術，溫故知新，繼承不離本，創新不離宗。

老先生們指出：『夫生者，天地之大德也；醫者，贊天地之生者也。』（《類經圖翼·序》）中醫生生之道的本質就是循生生之理，用生生之術，助生生之氣，達生生之境。還指出：中醫學術博大精深，是爲民造福的寶庫。

學好中醫一要有悟性，二要有仁心，三要具備傳統文化的功底。只有深入中

醫經典，用中醫自身理論指導臨床，才會有好的中醫療效。只有牢固立足中醫傳統，按照中醫學術自身規律發展，中醫才會有蓬勃的生命力。否則，就會名存實亡。

在此，叢書編委會全體成員向諸位老前輩表示誠摯的謝意。

本叢書在編輯、聘請顧問過程中得到北京中醫藥大學圖書館古籍室邱浩老師鼎力支持、大力協助，在此特致鳴謝！感謝書法家羅衛國先生爲本叢書題簽（先生系國學大師羅振玉曾孫，愛新覺羅·溥儀外孫，大連市文化促進會副會長，大連墨緣堂文化藝術中心負責人）。

古人廣藏書、精校書是爲了苦讀書、得真道。讀醫書的最終目的，在於領悟古人醫學神韻，將之施用於臨床，提高療效，造福蒼生。人命關天，醫書尤其要求文字準確。本套叢書選擇善本精校，竪版、繁體字排印，力求獻

六

給讀者原典範本，圍繞臨證實踐，展示傳統中醫學教程的原貌，以求次第引導學習者迅速趣入中醫學正途。學習中醫者手此一編，必能登堂入室，一探玄奧；已通醫術的朋友，亦可置諸案頭，溫故知新，自然終生受益。限於條件，內容有待逐漸豐富，疏漏之処，歡迎大家批評指正。

學習方法和各輯簡介

良師益友，多方請益。勤求古訓，博采眾方。慎思明辨，取法乎上。學而時習，學以致用。大慈惻隱，濟世救人。（道生堂學規）。

古人學醫的基本形式為半日侍診，半日讀書。行醫後還要堅持白天臨証，晚間讀書，終生學習。《朱子讀書法》說：『於中撮其樞要，厘為六條：

曰循序漸進，曰熟讀精思，曰虛心涵泳，曰切己體察，曰著緊用力，曰居敬持志。……大抵觀書，先須熟讀，使其言皆若出於吾之口。繼以精思，使其意皆若出於吾之心。然後可以有得爾。」讀書先要誦讀，最好大聲地念，抑揚頓挫地念，能夠吟誦更好。做到眼到、口到、心到，和古人進入心息相通的境界，方可謂讀書入門。叢書大部分採用白文本，不帶註釋，更有利於初學者誦讀原文；特別是四大經典，初學者不宜先看註釋，以防先入爲主。

書讀百遍，其義自見。在成誦甚至背熟後，文意不明，才可參看各家註釋，或請教師長。

在讀書教程方面，一般分三個學習階段，即基礎課程、經典課程、臨證各家。

第一輯：醫道門徑

本輯對應基礎課程，初學者若不從基礎入手，則難明古經奧旨。

《醫學三字經》是清代以來公認的醫學正統入門書，其內容深入淺出，純正精粹。

《瀕湖脈學》是傳統脈訣代表，脈學心法完備、扼要。

《藥性賦·藥性歌括》，其中《藥性賦》是傳統本草概說，兼取《藥性歌括》，更適於臨證應用。

《醫方集解》之外，又補充了《長沙方歌括》、《金匱方歌括》、《時方歌括》，歌訣便於背誦記憶。經方法度森嚴，劑量及煎服法都很重要！包含了經方劑量、煎服法的歌括，初學者要注意掌握。

第二輯：醫道準繩

本輯對應經典課程。《黃帝內經》（包括《素問》、《靈樞》）、《神農本草經》、《傷寒論》、《金匱要略》、《難經》，爲中醫必學經典，乃醫道之根本、萬古不易之準繩。

醫道淵深，玄遠難明，故本輯特編附翼：《太素》《甲乙經》《難經集注》《脈經》等，詳爲校注，供進一步研習中醫四大經典之用。

第三輯：醫道圓機

本輯首選清代葉、薛、吳、王溫病四大家著作，以爲圓機活法之代表，尤切當今實用。歷代各家著作，日後將擇期陸續刊印。明末清初大醫尊經崇原，遂有清代溫病學說興起。各家學説、臨證各科均爲經典的靈活運用，在

學習了經典之後，才能融會貫通，悟出圓機活法。

第四輯：醫道溯源

本輯對應醫道根源、醫家修身課程。

《易經》乃中華文化之淵藪，『醫易相通，理無二致，可以醫而不知易乎？』（《類經附翼》）

《黃帝內經》夙尚『恬淡虛無，真氣從之；精神內守，病安從來』之旨；

《道德經》一本『道法自然』、『清靜爲天下正』之宗，宗旨一貫，爲學醫者修身之書。

《漢書·五行志》：『《易》曰：「天垂象，見吉凶，聖人象之；河出圖，雒出書，聖人則之。」』劉歆以爲虑羲氏繼天而王，受《河圖》，則而畫之，八

卦是也；禹治洪水，賜《雒書》，法而陳之，《洪範》是也。」《尚書·洪範》

爲『五行』理論之源頭。

隋代蕭吉《五行大義》集隋以前『五行』理論之大成，是研究『五行』

理論必讀之書。

繁體字的意義

傳承醫道的中醫原典，採用繁體字則接近古貌，故更爲準確。

以《黃帝內經·靈樞·九針十二原》爲例：

繁體字版：『知機之道者，不可掛以髮；不知機道，叩之不發。』

簡體字版：『知机之道者，不可挂以发；不知机道，叩之不发。』

《靈樞經》在這裏談到用針守機之重要。邪正之氣各有盛衰之時，其來不可迎，其往不可及。宜補宜瀉，須靜守空中之微，待其良機。當刺之時，如發弩機之速，不可差之毫髮，於邪正往來之際而補瀉之；稍差毫髮則其機頓失。粗工不知機道，敲經按穴，發針失時，補瀉失宜，則血氣盡傷而邪氣不除。簡體字把『髮』、『發』統寫為『发』字，給理解經文造成了障礙。

繁體字版：『方刺之時，必在懸陽，及與兩衡，神屬勿去，知病存亡。』

簡體字版：『方刺之时，必在悬阳，及与两卫，神属勿去，知病存亡。』

『衡』，《甲乙經·卷五第四》《太素·卷二十一》均作『衡』。『陽』『衡』『厶』皆在段玉裁《六書音韻表》古韻第十部陽韻；作『衛』則於韻不協。

『衡』作『眉毛』解，《靈樞·論勇第五十》曰：『勇士者，目深以固，長衡直揚。』『兩衡』即『兩眉』，經文的意思是：『准備針刺之時，一定要仔細觀

察患者的鼻子與眉毛附近的神彩；全神貫注不離開，由此可以知道疾病的傳變、愈否。」於醫理爲通；『衡』又作『眉上』解，《戰國策·中山策》鮑彪注：『衡，眉上。』『兩衡』指『兩眉之上』，於醫理亦通。作『兩衡』則於上下文句醫理難明。故『衛』乃『衡』形近鈔誤之字，若刊印爲簡化字『卫』，則難以知曉其當初爲『衡』形近致誤。

《醫道傳承叢書》編委會　壬辰正月

點校說明

吳鞠通（瑭）與葉天士（桂）、薛生白（雪）、王孟英（士雄）號稱清代溫病四大名醫，吳氏主要貢獻是譔寫《溫病條辨》，該書不僅吸取和整理前賢的理論和經驗，且結合自己的臨床心得，重要的是創造性地發展了溫病學，世稱吳氏爲『羽翼長沙，而爲長沙之功臣，實亦有熊氏之功臣』，堪爲中肯之評。

吳鞠通生平簡介

吳瑭，字配珩，號鞠通，江蘇淮安府山陽縣（今江蘇省淮安市楚州區）人，生於乾隆二十三年（一七五八年），卒於道光十六年（一八三六年）。父守讓，字遜夫，庠生，乾隆辛巳年（一七六一年）府學考試，獲第二，教授弟子甚眾。鞠通十九歲父亡，『以爲父病不知醫，尚復何顏立足天地間』，

遂棄科舉而習醫，四年後侄子病喪病溫，乃攻溫病越三載。吳氏二十六歲

（一七八三年）離淮安赴北京，雇傭於四庫全書館檢校，覽閱館藏眾多中醫

名著，如《內經》《靈樞》《難經》《傷寒論》《金匱》《溫疫論》等。乾隆

五十八年（一七九三年），京都溫疫流行，吳氏治之，存活數十人，其時北

京鄉試，監考官遵京尹（市長）之令，購得吳鞠通霹靂散百餘劑，場中無死

者。嗣後采輯名著，間附吳氏之意，以及經驗，於嘉慶三年（一七九八年）

譔成《溫病條辨》，道光十一年（一八三一年）譔《醫醫病書》，嘉慶三年

（一七九八年）譔《吳鞠通醫案》。

鞠通初娶鮑氏，生子廷蓮，科舉增生，曾參與校正《溫病條辨》，孫二

人：繼祖、念祖。繼室周氏，生子廷芷，國子監生；女廷荃，婿周宗信。長

子廷蓮早夭，鞠通抑鬱成疾，於道光十六年（一八三六年）二月病逝。

《溫病條辨》對溫病學的主要貢獻

《溫病條辨》與《黃帝內經》《傷寒論》《金匱要略方論》合稱中醫四大經典名著。《溫病條辨》不僅汲取和整理前賢的理論和經驗，且結合吳氏自己的臨床心得而成，它的重要性在於創造性地發展了溫病學，《溫病條辨》完整地全面地系統地完善了溫病學的基礎醫學和臨床醫學，規範了溫病學中各種溫病的概念、定義、定名，以及溫病病因學、病機病理學、證狀學、診斷學及治療學，完成溫病學建立單列學科的任務，故此書一出，洛陽紙貴，譽爲『治溫之津梁』。

一、完整地系統地建立了溫病學

『溫病』名詞雖然最早見於《內經》《難經》《傷寒論》《金匱》，但無實質性內容。劉完素、王安道雖提出溫病和傷寒分列，也無實質性內容。吳又

可《溫疫論》是溫病學的第一部專著，理論方藥較爲完整，但僅是溫病學中一分支，非溫病學全貌。葉天士弟子紀錄和整理出《溫熱論》《臨證指南醫案》等，溫病理法方藥精詳，但『立論甚簡』，且缺乏系統性和完整性。薛生白《濕熱論》對濕溫病證治條分縷析，極盡變化，也是詳述了溫病學中一個疾病單元，亦非全貌。《溫病條辨》完整地系統地建立了溫病學，完善了溫病學的基礎醫學和臨床醫學，使溫病學真正地成爲一門獨立的學科。

（一）立規矩。吳鞠通指出：『尤必詳立規矩，使學者有階可昇，至神明變化出乎規矩之外，而仍不離乎規矩之中，所謂從心所欲不逾矩』，所謂規矩，即規範、規則、準則、標準，求其統一性。《溫病條辨》對溫病疾病名稱、病因、病機病理、診斷、治療等內容的基本概念和定義進行了系統的規範，使其後學者『有法可依，有章可循』，從此溫病學成爲一統。

點校說明

吳鞠通（瑭）與葉天士（桂）、薛生白（雪）、王孟英（士雄）號稱清代溫病四大名醫，吳氏主要貢獻是譔寫《溫病條辨》，該書不僅吸取和整理前賢的理論和經驗，且結合自己的臨床心得，重要的是創造性地發展了溫病學，世稱吳氏為『羽翼長沙，而為長沙之功臣，實亦有熊氏之功臣』，堪為中肯之評。

吳鞠通生平簡介

吳瑭，字配珩，號鞠通，江蘇淮安府山陽縣（今江蘇省淮安市楚州區）人，生於乾隆二十三年（一七五八年），卒於道光十六年（一八三六年）。父守讓，字遜夫，庠生，乾隆辛巳年（一七六一年）府學考試，獲第二，教授弟子甚眾。鞠通十九歲父亡，『以為父病不知醫，尚復何顏立足天地間』，

遂棄科舉而習醫，四年後侄子病喪病溫，乃攻溫病越三載。吳氏二十六歲

（一七八三年）離淮安赴北京，雇傭於四庫全書館檢校，覽閱館藏眾多中醫

名著，如《內經》《靈樞》《難經》《傷寒論》《金匱》《溫疫論》等。乾隆

五十八年（一七九三年），京都溫疫流行，吳氏治之，存活數十人，其時北

京鄉試，監考官遵京尹（市長）之令，購得吳鞠通霹靂散百餘劑，場中無死

者。嗣後采輯名著，間附吳氏之意，以及經驗，於嘉慶三年（一七九八年）

譔成《溫病條辨》，道光十一年（一八三一年）譔《醫醫病書》，嘉慶三年

（一七九八年）譔《吳鞠通醫案》。

鞠通初娶鮑氏，生子廷蓮，科舉增生，曾參與校正《溫病條辨》，孫二

人：繼祖、念祖。繼室周氏，生子廷芷，國子監生；女廷荃，婿周宗信。長

子廷蓮早夭，鞠通抑鬱成疾，於道光十六年（一八三六年）二月病逝。

《溫病條辨》對溫病學的主要貢獻

《溫病條辨》與《黃帝內經》《傷寒論》《金匱要略方論》合稱中醫四大經典名著。《溫病條辨》不僅汲取和整理前賢的理論和經驗，且結合吳氏自己的臨床心得而成，它的重要性在於創造性地發展了溫病學，《溫病條辨》完整地全面地系統地完善了溫病學的基礎醫學和臨床醫學，規範了溫病學中各種溫病的概念、定義、定名，以及溫病病因學、病機病理學、證狀學、診斷學及治療學，完成溫病學建立單列學科的任務，故此書一出，洛陽紙貴，譽爲『治溫之津梁』。

一、完整地系統地建立了溫病學

『溫病』名詞雖然最早見於《內經》《難經》《傷寒論》《金匱》，但無實質性內容。劉完素、王安道雖提出溫病和傷寒分列，也無實質性內容。吳又

可《溫疫論》是溫病學的第一部專著，理論方藥較爲完整，但僅是溫病學中一分支，非溫病學全貌。葉天士弟子紀錄和整理出《溫熱論》《臨證指南醫案》等，溫病理法方藥精詳，但『立論甚簡』，且缺乏系統性和完整性。薛生白《濕熱論》對濕溫病證治條分縷析，極盡變化，也是詳述了溫病學中一個疾病單元，亦非全貌。《溫病條辨》完整地系統地建立了溫病學，完善了溫病學的基礎醫學和臨床醫學，使溫病學真正地成爲一門獨立的學科。

（一）立規矩。吳鞠通指出：『尤必詳立規矩，使學者有階可昇，至神明變化出乎規矩之外，而仍不離乎規矩之中，所謂從心所欲不逾矩』，所謂規矩，即規範、規則、準則、標準，求其統一性。《溫病條辨》對溫病疾病名稱、病因、病機病理、診斷、治療等內容的基本概念和定義進行了系統的規範，使其後學者『有法可依，有章可循』，從此溫病學成爲一統。

（二）定命名。吳鞠通指出：『諸家論溫，有顧此失彼之病』，故《溫病條辨》首揭『諸溫之大綱』，確立九種溫病的定義：『風溫者，初春陽氣始開，厥陰行令，風挾溫也。溫熱（春溫）者，春末夏初，陽氣弛張，溫盛爲熱也。溫疫者，厲氣流行，多兼穢濁，家家如是，若役使然也。溫毒者，諸溫夾毒，穢濁太甚也。暑溫者，正夏之時，暑病之偏於熱者也。濕溫者，長夏初秋，濕中生熱，即暑病之偏於濕者也。秋燥者，秋金燥烈之氣也。冬溫者，冬應寒而反溫，陽不潛藏，民病溫也。溫瘧者，陰氣先傷，又因於暑，陽氣獨發也』，且對溫病的併發症：痢、痹、疸等，也進行了詳盡闡述。確立了溫病中疾病名稱，規範了疾病的基本概念和定義，『名正則言順』，吳鞠通亦云：『名不正，必害於事，學者不可不察乎』。由於《溫病條辨》確立命名精確、規範、標準，因此沿用至今。

五

（三）完善溫病基礎醫學體系。先是明確溫病的病因學，溫熱病邪和濕熱病邪，由口鼻而入，始於上焦，在手太陰。其病機病理學，創立溫病三焦傳變理論，「溫病由口鼻而入，鼻氣通於肺，口氣通於胃。肺病逆傳則爲心包，上焦病不治，則傳中焦，胃與脾也；中焦病不治，則傳下焦，肝與腎也。始上焦，終下焦，溫病以手經爲主，未始不關足經也」，溫病『三焦由上及下，亦由淺入深·須豎看」，傷寒病『六經由表入裏，由淺入深，須橫看』。吳鞠通溫病『三焦』傳變理論與葉天士溫病『衛氣營血』傳變理論，相得益彰，優勢互補，一種理論體系，兩種提法，在臨床治療學上是相通的，這一點就足以證明其並非兩種體系。

（四）完善溫病臨床醫學體系。《溫病條辨》對溫病證狀學、診斷學（含鑒別診斷）、治療學（治療法則、方劑、藥物）等進行了完整的系統的規範，

六

臨診之時『認證無差』『俾學者知先識證，而後有治病之法，先知有治病之法，而後擇用何方』。其內容，容後文闡述。

至此，《溫病條辨》已經完成創立溫病學成獨立學科所具備的全部內容和條件。正因如此，高等院校教材《溫病學》才得以《溫病條辨》爲藍本，爲後世醫家推崇，《溫病條辨》和《黃帝內經》、《傷寒論》、《金匱要略》合稱祖國醫學四大名著不無道理。

二、確立溫病病因學、病機病理學和臨床學

關於《溫病條辨》所確立的溫病病因學、病機病理學內容，在上文中已簡明地作了闡發，不再贅述。《溫病條辨》確立溫病的臨床證狀學，首先對溫熱病類的證狀確定『脈不緩不緊而動數，或兩寸獨大，尺膚熱，頭痛，微惡風寒，身熱自汗，口渴，或不渴，而咳，午後熱甚者』，對濕溫病類的

證狀確定『頭痛惡寒，身重疼痛，舌白不渴，脈弦細而濡，面色淡黃，胸悶不飢，午後身熱，狀若陰虛，病難速已』，對其他溫病的證狀學也都作了確立，且對溫病中各種疾病的臨床體徵也都進行了描述，尤其是脈象和舌象，以及各種皮疹等。

鑒於《溫病條辨》規範各種溫病的基本概念和定義，及各種溫病的臨床表現，從而充實了溫病診斷學內容和標準。為使『認證無差』，不致誤診，對溫病的鑒別診斷學也進行了充實。如頭痛證，傷寒頭痛則見項強，而溫病頭痛則不見項強，《溫病條辨》曰：『頭痛、惡風寒、身熱自汗，與太陽中風無異，此處最足以相混，於何辨之？於脈動數，不緩不緊，證有或渴、或咳、尺熱，午後熱甚辨之』，此外察看舌質和舌苔的變化，鑒別溫病屬性、傳變、療效和預後亦很精詳。由此可見，吳鞠通對溫病的鑒別診斷十分重視。正確的治療來自正確的診斷，而正確的診斷則有賴於熟諳

的鑒別診斷，鑒別診斷的目的使『認證無差』，曹炳章評註『四字爲通部提綱』，其意義不言自明。

三、創立溫病學三焦辨證綱領

內科雜證以八綱辨證、臟腑辨證、經絡辨證、病機（氣、血、痰、水）辨證等爲綱，葉天士創立溫病衛氣營血辨證，薛生白自立濕溫臟腑辨證，而吳鞠通則創立溫病三焦辨證，揚葉、薛二氏之長，避葉、薛二氏之短。

吳鞠通創立的溫病學三焦辨證綱領，不僅內容豐富，而且條分縷析，易於學習，利於掌握。

三焦辨證綱領的意義和內容，一是說明溫病的傳變規律和溫病分期。上焦病爲溫病初期，中焦病爲溫病極期，下焦病爲溫明示溫病的傳變規律。上焦病不治，則傳中焦，中焦病不治則傳下焦，自上而下，自上焦，終下焦，焦病不治，則傳中焦，中焦病不治則傳下焦，自上而下，自上焦，終下焦，

病終期。上中下三焦，說明溫病病情由淺入深、由輕到重的三個分期，亦稱三個階段。二是指明病位，歸納證候。上焦溫病病位在肺和心包；中焦溫病病位在胃、脾、腸；下焦溫病病位在肝、腎、心。上焦證候、中焦證候及下焦證候，請參閱本書內容，在此不復贅述。三是指導臨床治療，『不致臨證混淆，有治上犯中，治中犯下之弊』。《溫病條辨》在治療學上內容豐富，在下有專節討論，在此略述。

《溫病條辨》創立的三焦辨證施治綱領，是對溫病學的重大貢獻，完善了溫病學基礎理論體系和臨床醫學體系，標志溫病學進入成熟期，完成建立溫病學科的任務。

四、完善溫病治療學

《溫病條辨》完善和充實了溫病治療學的內容，對臨床治療溫病具有極

高的指導意義，故被後世醫家推崇爲『治溫之津梁』。

（一）確立治療法則：溫病按其性質分爲溫熱和濕熱兩大類，故確立的治療法則亦有別，『溫病之不兼濕者，忌剛喜柔』；『溫病之兼濕者，忌柔喜剛』。治療溫熱病和濕溫病迥然不同。

（二）創立治療原則：《溫病條辨》創立著名的治療原則——治上焦如羽，非輕不舉；治中焦如衡，非平不安；治下焦如權，非重不沉。羽者羽毛，比喻輕，治療上焦用藥，以性味輕清爲主，忌用性味苦寒沉降之藥，因苦寒之品易化燥傷津、化火灼液，且易傷脾胃。同時治療上焦溫病的藥物劑量從小從輕，藥物煎煮時間亦短，均以輕爲原則。衡者秤杆，比喻平，治療中焦溫病，采用祛邪扶正、邪正合治，邪正並重的原則，以平爲期。權者秤砣，比喻重鎮，用藥味厚之重，介類之鎮，一是入下焦，二是重鎮平肝息

風，三是味厚滋補腎陰。下焦用藥劑量宜重，且藥物煎煮時間宜長。

（三）充實治療方法：《溫病條辨》中的治療方法，固然未超脫諸如：

解表法、清營法、化濕法、通下法、滋陰法、開竅法、息風法等，但其內容有所充實，並有創新，針對溫病性質、病因、病機、臨床表現、辨證施治。

如在解表法中，摒棄辛溫解表法，創立辛涼解表法；化濕法中，增補芳香化濕法；通下法中，新補增液通下法、開竅通下法、袪瘀通下法、導赤通下法等；滋陰法在治療下焦溫病時，新創滋陰復脈法。溫病的治療方法頗多，

但《溫病條辨》則以創製的辛涼解表法、增液通下法、滋陰復脈法、清心開竅法為四大法，最為著明，廣泛應用於臨床而經久不衰。因為溫邪屬陽，最易化燥、化火，而耗液傷津，津液盈虧關係着溫病的轉歸和預後，古人云：『溫病傷人身之陰，故喜辛

『留得一分津液，即有一分生機』，吳鞠通指出：

涼、甘寒、甘鹹以救其陰」，又指出：傷寒「始終以救陽氣爲主」，而溫病「始終以救陰精爲主」。故而其所創製之法，因療效確切而受到普遍關注。

（四）豐富治療方藥：《溫病條辨》載方二零八首（上焦篇四十六首、補秋燥論五首，中焦篇八十八首，外附三首，下焦篇六十四首，解產難二首），有方論或方解的一五五首。其中引用《傷寒論》《金匱》方三十八首，約百分之二十，整理和加工葉天士《臨證指南醫案》方約百分之五十左右，引用其他醫家著作方約百分之十左右，吳鞠通自創新方約百分之二十左右。

需要說明的是，吳鞠通在引用葉天士方劑時，均經過整理和加工，並經臨床檢驗證明行之有效，而且自訂方名，方載入《溫病條辨》中。

吳鞠通在《溫病條辨》中所載之方，不論是引用前賢之方，抑或自創之方，皆宗於確立的治療法則和治療原則及創立的治療方法，故制方嚴謹，

重於實效。《溫病條辨》所載之方中，倍受後世醫家推崇的名方頗多，如解表三劑（辛涼平劑銀翹散、辛涼輕劑桑菊飲、辛涼重劑白虎湯），後人稱譽『大江南北，三時感冒，取則有憑焉』，開竅三寶（安宮牛黃丸、紫雪丹、至寶丹），通下十一方（小承氣湯、大承氣湯、調胃承氣湯、新加黃龍湯、宣白承氣湯、導赤承氣湯、牛黃承氣湯、增液承氣湯、桃仁承氣湯、加減桃仁承氣湯、護胃承氣湯），滋陰四復脈（一甲復脈湯、二甲復脈湯、三甲復脈湯、大定風珠），濕溫五加減正氣散（一加減正氣散、二加減正氣散、三加減正氣散、四加減正氣散、五加減正氣散），以及化濕的三仁湯，暑溫的三石湯等等。

《溫病條辨》中銀翹散、桑菊飲、生脈散等，現已改劑型，如銀翹解毒片、桑菊感冒片、生脈口服液、生脈注射液等。

（五）明示治療禁忌：《溫病條辨》在臨床診斷學中高度注重鑒別診斷學，並提出鑒別診斷的方法，目的是減少臨床誤診。《溫病條辨》在臨床治療學中，明確指出治療用藥禁忌，目的是減少誤治。這兩者的結合可以提高臨床診斷符合率及臨床治愈率，這兩點也是《溫病條辨》的特色，是其他溫病學著作不可比擬的，對溫病臨床診斷和臨床治療具有重要的指導價值。

現舉數例以證明。其一、溫病發汗禁忌，《溫病條辨·上焦篇》第四條指出：『溫病忌汗，汗之不惟不解，反生他患』，在《汗論》中再次明示：『傷寒所以不可不發汗，溫熱病斷不可發汗』，溫病發汗禁忌的機理，吳氏自註云：『病在手經，徒傷足太陽無益。病自口鼻吸受而生，徒發其表亦無益也。且汗爲心液，心陽受傷，必有神明內亂、譫語、癲狂、內閉外脫之變。再，誤汗雖曰傷陽，汗乃五液之一，未始不傷陰也』，在《汗論》中又

指出：「陽氣有餘，陰精不足，又爲溫熱昇發之氣所爍，而汗自出或不出者，必用辛涼以止其自出之汗，用甘涼甘潤培養其陰精爲材料，以爲正汗之地」，明示溫熱病初期禁用辛溫發汗之劑，宜用辛涼解肌法。其二、白虎四禁，《溫病條辨·上焦篇》第九條：「脈浮弦而細者，不可與也；脈沉者，不可與也；不渴者，不可與也；汗不出者，不可與也。常須識此，勿令誤也」，其機理出自白虎湯證的『四大』證。其三、濕溫三禁，《溫病條辨·上焦篇》第四十三條：「濕溫，汗之則神昏耳聾，甚則目瞑不欲言；下之則洞泄；潤之則病深不解』，濕溫三禁的機理，吳氏在自註中云：「世醫不知其爲濕溫，見其頭痛、惡寒、身重疼痛也，以爲傷寒而汗之，汗傷心陽，濕隨辛溫發表之藥蒸騰上逆，內蒙心竅則神昏，上蒙清竅則耳聾目瞑不言；見其中滿不飢，以爲停滯而大下之，誤下傷陰，而重抑脾陽之昇，脾氣轉陷，濕邪乘勢

內漬，故洞泄；見其午後身熱，以爲陰虛而用柔藥潤之，濕爲膠滯陰邪，再加柔潤陰藥，二陰相合，同氣相求，遂有錮結而不可解之勢』。其四、數下熱，舌上津回，十數日不大便，可與益胃、增液輩，斷不可再與承氣也；下後舌苔未盡退，口微渴，面微赤，脈微數，身微熱，日淺者，亦與增液輩，日深舌微乾者，屬下焦復脈法也，勿輕與承氣』，數下禁忌的機理是『數下亡陰』。其五、苦寒禁忌，《溫病條辨·中焦篇》第三十一條云：『溫病燥熱，欲解燥者，先滋其乾，不可純用苦寒也，服之反燥甚』，其苦寒禁忌機理是『舉世皆以苦能降火，寒能瀉熱，坦然用之而無疑，不知苦先入心，其化以燥，服之不應，愈化愈燥』之故。此外尚有溫病小便不利，禁用淡滲，忌用五苓、八正輩；溫病斑疹，禁用昇提；溫病耳聾，忌用柴胡湯；下焦溫病，

禁忌，《溫病條辨·中焦篇》第三十三條云：『陽明溫病，下後脈靜，身不

壯火尚盛，忌用定風珠、復脈湯；邪少虛多，忌用黃連阿膠湯；陰虛欲痙，忌用青蒿鱉甲湯，等等，不再一一列舉，讀者可參看相關條文。

《溫病條辨》（問心堂版）分『原病篇』、『上焦篇』、『中焦篇』、『下焦篇』、『雜論』、『解產難』、『解兒難』篇章，（問心堂版後版本）增補『秋燥論』篇，全書編寫體例爲條文加自註式，頗似《註解傷寒論》體例。全書共爲二百六十五條（含『原病篇』十九條、『補秋燥論』八條），方劑二百零八首（含『補秋燥論』五首、附方三首、解產難二首）。

《溫病條辨》版本簡介

吳鞠通始於乾隆五十八年（一七九三年）撰寫《溫病條辨》，歷經六年修改，於嘉慶三年（一七九八年）完稿，又歷四載，於嘉慶十八年（一八一三年），計十數春秋，方由問心堂首次刻板印刷問世，道光元年（一八二一年）

吳氏復補『秋燥勝氣論』一卷，附於《溫病條辨》後。

《溫病條辨》共有版本七十有餘，其主要版本有：

嘉慶十八年癸酉（一八一三年）問心堂刻本。

道光十五年乙未（一八三五年）葉氏溶吾樓刻本。

道光二十三年癸卯（一八四三年）維揚文盛堂刻本。

咸豐九年己未（一八五九年）天津孫昌刻本。

咸豐十年庚申（一八六〇年）信義書屋刻本。

同治二年癸亥（一八六三年）泰州紀恆慶刻本。

同治九年庚午（一八七〇年）六安求我齋刻本。

光緒四年戊寅（一八七八年）河南撫署刻本。

光緒十九年癸巳（一八九三年）上海圖書集成印書局鉛印本。

光緒二十一年乙未（一八九五年）學庫山房刻本。

光緒三十一年乙巳（一九〇五年）奧東馮繼善刻本。

宣統三年辛亥（一九一一年）上海會文堂新紀書局石印本。

一九一三年上海文瑞樓石印本。

一九一四年上海錦章書局石印本。

一九二〇年上海鑄記書局石印本。

一九二二年上海世界書局石印本。

一九三七年上海千頃堂書局鉛印本。

一九四九年上海廣益書局石印本。

一九五四年錦章書局鉛印本。

一九五五年人民衛生出版社影印本。

見《中國醫學大成》本。

問心堂版《溫病條辨》附有江瑟庵、朱武曹、徵以園評註。嗣後有章虛谷《評溫病條辨》、葉霖《評註溫病條辨》、陸士諤《增評溫病條辨》、曹炳章《增補評註溫病條辨》等較有名的評註本，對學習和研究《溫病條辨》頗有啓迪。

本書選用嘉慶十八年癸酉（一八一三年）問心堂刻本爲底本，以光緒十九年癸巳（一八九三年）上海圖書集成本爲主校本，參校上海廣益書局石印本。

原書每卷前有『汪瑟庵先生參訂　吳瑭鞠通氏著　徵以園先生同參　受業侄嘉會校字　朱武曹先生點評　男廷蓮同校』字，今移至封面上。

李順保　二〇一〇年元月於金城苔花齋

問心堂溫病條辨目錄

病條辨敘

昔淳于公有言：人之所病，病病多；醫之所病，病方少。夫病多而方少，未有甚於溫病者矣。何也？六氣之中，君相二火，無論已風濕與燥，無不兼溫，惟寒水與溫相反，然傷寒者必病熱。天下之病，孰有多於溫病者乎！方書始於仲景，仲景之書專論傷寒，此六氣中之一氣耳。其中有兼言風者，亦有兼言溫者。然所謂風者，寒中之風；所謂溫者，寒中之溫，以其書本論傷寒也。其餘五氣，概未之及，是以後世無傳焉。雖然，作者謂聖，述者謂明。學者誠能究其文、通其義，化而裁之，推而行之，以治六氣可也，以治內傷可也。正如世鮮知十之才士，以闕如爲恥，不能舉一反三，惟務按圖索驥。蓋自叔和而下，大約皆以傷寒之法，療六氣之疴。禦風以絺，指鹿爲馬，

殆試而輒困，亦知其術之疏也。因而沿習故方，畧變藥味，沖和、解肌諸湯，紛然著錄。至陶氏之書出，遂居然以杜譔之傷寒，治天下之六氣。不獨仲景之書所未言者，不能發明。並仲景已定之書，盡遭竄易。世俗樂其淺近，相與宗之，而生民之禍亟矣！又有吳又可者，著《溫疫論》。其方本治一時之時疫，而世誤以治常候之溫熱。最後若方中行、喻嘉言諸子，雖列溫病於傷寒之外，而治法則終未離乎傷寒之中。惟金元劉河間守真氏者，獨知熱病，超出諸家，所著《六書》，分三焦論治，而不墨守六經，庶幾幽室一燈、中流一柱。惜其人樸而少文，其論簡而未暢，其方時亦雜而不精。承其後者又不能闡明其意，裨補其疏。而下士聞道，若張景岳之徒，方且怪而訾之。於是其學不明，其說不行，而世之俗醫，遇溫熱之病，無不首先發表，雜以消導，繼則峻投攻下，或妄用溫補，輕者以重，重者以死。幸

免則自謂己功，致死則不言己過。即病者亦但知膏肓難挽，而不悟藥石殺人。

父以授子，師以傳弟，舉世同風，牢不可破，肺腑無語，冤鬼夜嗥，二千

餘年畧同一轍。可勝慨哉！

我朝治洽學明，名賢輩出。咸知溯源《靈》、《素》，問道長沙。自吳人

葉天士氏《溫病論》、《溫病續論》出，然後當名辨物，好學之士，咸知向方。

而貪常習故之流，猶且各是師說，惡聞至論。其粗工則又略知疏節，未達

精旨，施之於用，罕得十全。

吾友鞠通吳子，懷救世之心，秉超悟之哲，嗜學不厭，研理務精，抗

志以希古人，虛心而師百氏，病斯世之貿貿也，述先賢之格言，擴生平之

心得，窮源竟委，作爲是書。然猶未敢自信，且懼世之未信之也。藏諸笥

者久之。予謂：學者之心，固無自信時也，然以天下至多之病，而竟無應

病之方，幸而得之，亟宜出而公之，譬如拯溺救焚，豈待整冠束髮！況乎

心理無異，大道不孤，是書一出，子云其人必當旦暮遇之，且將有闡明其意，

裨補其疏，使夭札之民，咸登仁壽者，此天下後世之幸，亦吳子之幸也。

若夫《折揚》皇荂，聽然而笑，陽春白雪，和僅數人，自古如斯。知

我罪我，一任當世，豈不善乎！吳子以爲然，遂相與評隲而授之梓。

嘉慶十有七年壯月既望同裏愚弟汪廷珍謹序

溫病條辨序

天以五運六氣，化生萬物。不能無過不及之差，於是有六淫之邪。非謂病寒不病溫，病溫不病寒也。後漢張仲景著《傷寒論》，發明軒岐之奧旨，如日星河嶽之麗天地，任百世之瞻仰，而義蘊仍未盡也。然其書專爲傷寒而設，未嘗遍及於六淫也。奈後之醫者，以治傷寒之法，應無窮之變，勢必至如鑿枘之不相入。至明陶節庵《六書》，大改仲景之法，後之學者，苦張之艱深，樂陶之簡易，莫不奉爲蓍蔡。而於六淫之邪，混而爲一。其死於病者十二、三，死於醫者十八、九。而仲景之說，視如土苴矣！

余來京師，獲交吳子鞠通，見其治疾，一以仲景爲依歸，而變化因心，不拘常格。往往神明於法之外，而究不離乎法之中。非有得於仲景之深者

不能。久之，乃出所著《溫病條辨》七卷，自溫而熱、而暑、而濕、而燥，一一條分縷析，莫不究其病之所從生，推而至於所終極。其爲方也，約而精。其爲論也，閎以肆。俾二千餘年之塵霧，豁然一開。昔人謂仲景爲軒岐之功臣，鞠通亦仲景之功臣也。余少時頗有志於醫，年逾四十，始知其難，逌廢然而返。今讀鞠通之書，目識心融，若有牖其明而啟其秘者。不誠學醫者一大快事哉！爰不辭而爲之序。

嘉慶辛未四月既望寶應朱彬序

夫立德、立功、立言，聖賢事也。瑭，何人斯，敢以自任！緣瑭十九歲時，

父病年餘，至於不起。瑭愧恨難名，哀痛欲絕，以爲父病不知醫，尚復何

顏立天地間。遂購方書，伏讀於苫塊之餘。至張長沙『外逐榮勢，內忘身

命』之論，因慨然棄舉子業，專事方術。越四載，猶子巧官病溫，初起喉痹，

外科吹以冰硼散，喉遂閉，又遍延諸時醫治之，大抵不越雙解散、人參敗

毒散之外。其於溫病治法，茫乎未之聞也，後至發黃而死。瑭以初學，未

敢妄贊一詞，然於是證，亦未得其要領。蓋張長沙悲宗族之死，作《玉函經》

爲後世醫學之祖。奈《玉函》中之《卒病論》亡於兵火，後世學者無從倣效，

遂至各起異說，得不償失。又越三載，來游京師。檢校《四庫全書》，得明

季吳又可《溫疫論》。觀其議論宏闊，實有發前人所未發，遂專心學步焉。

細察其法，亦不免支離駁雜，大抵功過兩不相掩，蓋用心良苦而學術未精也。

又遍考晉唐以來諸賢議論，非不珠璧琳琅，求一美備者，蓋不可得。其何

以傳信於來茲！

瑭進與病謀，退與心謀。十閱春秋，然後有得。然未敢輕治一人。癸丑歲，

都下溫疫大行，諸友強起瑭治之，大抵已成壞病，幸存活數十人。其死於

世俗之手者，不可勝數。嗚呼！生民何幸，不死於病，而死於醫！是有醫

不若無醫也。學醫不精，不若不學醫也。因有志採輯歷代名賢著述，去其

駁雜，取其精微，間附己意，以及考驗，合成一書，名曰《溫病條辨》，然

未敢輕易落筆。又歷六年，至於戊午，吾鄉汪瑟庵先生促瑭曰：來歲己未，

濕土正化二氣中，溫癘大行，子盍速成是書，或者有益於民生乎。瑭愧不敏，

未敢自信，恐以救人之心，獲欺人之罪。轉相倣效，至於無窮，罪何自贖哉！然是書不出，其得失終未可見。因不揣固陋，黽勉成章。就正海內名賢，指其疵謬，歷爲駁正，將萬世賴之無窮期也。

淮陰吳瑭自序

凡　例

一　是書倣仲景《傷寒論》作法，文尚簡要，便於記誦。又恐簡則不明，一切議論悉於分註註明。俾綱舉目張，一見瞭然，並免後人妄註，致失本文奧義。

一　是書雖爲溫病而設，實可羽翼傷寒。若真能識得傷寒，斷不致疑麻桂之法不可用。若真能識得溫病，斷不致以辛溫治傷寒之法治溫病。傷寒自以仲景爲祖，參考諸家註述可也。溫病當於是書中之辨似處究心焉。

一　晉唐以來，諸名家，其識見學問工夫，未易窺測。瑭豈敢輕率譏謗乎！奈溫病一證，諸賢悉未能透過此關，多所彌縫補救，皆未得其本真。心雖疑慮，未敢直斷明確。其故皆由不能脫卻《傷寒論》藍本，其心以爲

推戴仲景，不知反晦仲景之法。至王安道，始能脫卻傷寒，辯證溫病。惜其論之未詳，立法未備。吳又可力爲卸卻傷寒，單論溫病，惜其立論不精，立法不純，又不可從。惟葉天士持論平和，立法精細，然葉氏吳人，所治多南方證，又立論甚簡，但有醫案散見於雜證之中，人多忽之而不深究。瑭故歷取諸賢精妙，考之《內經》，參以心得，爲是編之作。諸賢如木工鑽眼，已至九分，瑭特透此一分，作圓滿會耳，非敢謂高過前賢也。至於駁證處，不得不下直言，恐誤來學。《禮》云：『事師無犯、無隱』，瑭謹遵之。

——是書分爲五卷。首卷歷引經文爲綱，分註爲目，原溫病之始。二卷爲上焦篇，凡一切溫病之屬上焦者繫之。三卷爲中焦篇，凡溫病之屬中焦者繫之。四卷爲下焦篇，凡溫病之屬下焦者繫之。五卷雜說、救逆、病後、調治，俾閱者心目瞭然，胸有成局。不致臨證混淆，有治上犯中，治

中犯下之弊。末附一卷，專論產後調治與產後驚風、小兒急慢驚風、痘證，緣世醫每於此證惑於邪說，隨手殺人，毫無依據故也。

——《經》謂：『先夏至爲病溫，後夏至爲病暑』。可見暑亦溫之類，暑自溫而來。故將暑溫、濕溫，並收入溫病論內。然治法不能盡與溫病相同，故上焦篇內第四條謂溫毒、暑溫、濕溫，不在此例。

——是書之出，實出於不得已。因世之醫溫病者，毫無尺度，人之死於溫病者，不可勝紀。無論先達後學，有能擇其弊竇，補其未備，瑭將感之如師資之恩。

——是書原爲濟病者之苦，醫醫士之病，非爲獲利。而然，有能翻板傳播者聽之，務望校對真確。

——《傷寒論》六經由表入裏、由淺及深，須橫看。本論論三焦由上及下，

亦由淺入深，須豎看。與《傷寒論》爲對待文字，有一縱一橫之妙。學者誠能合二書而細心體察，自無難識之證。雖不及內傷，而萬病診法，實不出此一縱一橫之外。

——方中所定分量，宜多，宜少，不過大概而已，尚須臨證者自行斟酌。

蓋藥必中病而後可，病重藥輕，見病不瘳，反生疑惑；若病輕藥重，傷及無辜，又係醫者之大戒。古人治病，胸有定見，目無全牛，故於攻伐之劑，一服。後人治病多係捉風捕影，往往病東藥西，敗事甚多。因拘於約方之說，每用藥多者二、三錢，少則三、五分爲率，遂成痼疾。吾見大江南北，用甘草必三、五分，夫甘草之性最爲和平，有國老之稱，坐鎮有餘，施爲不足。設不假之以重權，烏能爲功？即此一端，殊屬可笑。醫並甘草而不能用，

每用多備少服法；於調補之劑，病輕者日再服，重者日三服，甚則日三夜

尚望其用他藥哉！不能用甘草之醫，尚足以言醫哉！又見北方兒科，於小

兒痘證，自一二朝用大黃，日加一二錢，甚至三、五錢，加至十三、四朝，

成數兩之多，其勢必咬牙、寒戰、灰白塌陷，猶曰此毒未淨也，仍須下之，

有是理乎？《經》曰：『大毒治病，十衰其六；中毒治病，十衰其七；小毒

治病，十衰其八；無毒治病，十衰其九；食養盡之，勿使過劑』。醫者全在

善測病情，宜多宜少，胸有確見，然後依經訓約之，庶無過差也。

——此書須前後互參，往往義詳於前而略於後，詳於後而略於前。再，

法有定而病無定，如溫病之不兼濕者，忌剛喜柔，愈後胃陽不復，或因前

醫過用苦寒致傷胃陽，亦間有少用剛者。溫病之兼濕者，忌柔喜剛，濕退

熱存之際，烏得不用柔哉！全在臨證者善察病情，毫無差忒也。

——是書原為溫病而設。如瘧、痢、疸、痹，多因暑溫、濕溫而成，

不得不附見數條，以粗立規模，其詳不及備載。以有前人之法可據，故不詳論。是書所詳論者，論前人之未備者也。

——是書著眼處，全在認證無差，用藥先後、緩急得宜，不求識證之真，而妄議藥之可否，不可與言醫也。

——古人有方即有法，故取攜自如，無投不利。後世之失，一失於測證無方，識證不真，再失於有方無法。本論於各方條下，必註明係用《內經》何法，俾學者知先識證而後有治病之法，先知有治病之法而後擇用何方，有法同而方異者，有方似同而法異者，稍有不真，即不見效，不可不詳察也。

——大匠誨人，必以規矩，學者亦必以規矩。是書有鑒於唐宋以來，人自為規，而不合乎大中至正之規，以至後學，宗張者非劉，宗朱者非李，未識醫道之全體。故遠追《玉函經》，補前人之未備，尤必詳立規矩，使

學者有階可昇。至神明變化出乎規矩之外，而仍不離乎規矩之中。所謂從心所欲不踰矩。是所望於後之達士賢人，補其不逮，誠不敢自謂盡善又盡美也。

問心堂溫病條辨原病篇

一　《六元正紀大論》曰：辰戌之歲，初之氣，民厲溫病。卯酉之歲，二之氣，厲大至，民善暴死。終之氣，其病溫。寅申之歲，初之氣，溫病乃起。丑未之歲，二之氣，溫厲大行，遠近咸若。子午之歲，五之氣，其病溫。巳亥之歲，終之氣，其病溫厲。

敘氣運，原溫病之始也。每歲之溫，有早暮、微盛不等，司天、在泉、主氣、客氣，相加臨而然也。細考《素問》註自知，茲不多贅。

按：吳又可謂溫病非傷寒，溫病多而傷寒少。甚通。謂非其時而有其氣，未免有顧此失彼之誚。蓋時和歲稔，天氣以寧，民氣以和，雖當盛之歲亦微。至於兇荒兵火之後，雖應微之歲亦盛。理數自然之道，無足怪者。

二　《陰陽應象大論》曰：喜怒不節，寒暑過度，生乃不固。故重陰必陽，重陽必陰。故曰：冬傷於寒，春必病溫。

上節統言司天之病，此下專言人受病之故。

細考宋元以來諸名家，皆不知溫病傷寒之辨。如龐安常之《卒病論》，朱肱之《活人書》，韓祗和之《微旨》，王實之《證治》，劉守真之《傷寒醫鑒》、《傷寒直格》，張子和之《傷寒心鏡》等書，非以治傷寒之法治溫病，即將溫暑認作傷寒，而疑麻桂之法不可用，遂別立防風通聖、雙解通聖、九味羌活等湯，甚至於辛溫藥中加苦寒。王安道《溯洄集》中辯之最詳，茲不再辯。論溫病之最詳者，莫過張景岳、吳又可、喻嘉言三家。時醫所宗者，三家為多，請略陳之。按：張景岳、喻嘉言皆著講寒字，並未理會本文上有『故曰』二字。上文有『重陰必陽，重陽必陰』二句。張氏立論出方，悉與

傷寒混，謂溫病即傷寒，襲前人之舊，全無實得，固無足論。喻氏立論，雖

有分析，中篇亦混入傷寒少陰厥陰證，出方亦不能外辛溫發表、辛熱溫裏，

爲害實甚。以苦心力學之士，尚不免智者千慮之失。尚何怪後人之無從取

法，隨手殺人哉！甚矣，學問之難也。吳又可實能識得寒、溫二字，所見之

證，實無取乎辛溫、辛熱、甘溫。又不明伏氣爲病之理，以爲何者爲即病之

傷寒，何者爲不即病待春而發之溫病，遂直斷溫熱之原非風寒所中。不責己

之不明，反責經言之謬。瑭推原三子之偏，各自有說。張氏混引經文，將

論傷寒之文引證溫熱，以傷寒化熱之後，《經》亦稱熱病故也。張氏不能分

析，遂將溫病認作傷寒。喻氏立論，開口言春溫，當初春之際，所見之病，

多有寒證，遂將傷寒認作溫病。吳氏當崇禎兇荒兵火之際，滿眼溫疫，遂

直闢經文『冬傷於寒，春必病溫』之文。蓋皆各執己見，不能融會貫通也。

瑭按伏氣爲病，如春溫、冬咳、溫瘧，《內經》已明言之矣。亦有不因伏氣，乃司天時令現行之氣，如前列《六元正紀》所云是也。此二者，皆理數之常者也。更有非其時而有其氣，如又可所云戾氣，間亦有之，乃其變也。惟在司命者善察其常變而補救之。

三　《金匱真言論》曰：夫精者，身之本也，故藏於精者，春不病溫。

《易》曰：履霜堅冰至，聖人恆示戒於早，必謹於微。《記》曰：凡事豫則立。《經》曰：上工不治已病治未病，聖人不治已亂治未亂。此一節，當與月令參看，與上條『冬傷於寒』互看。蓋謂冬傷寒則春病溫，惟藏精者足以避之。故《素問》首章《上古天真論》，即言男女陰精之所以生、所以長，所以枯之理。次章緊接《四氣調神大論》，示人春養生以爲夏奉長之地，夏養長以爲秋奉收之地，秋養收以爲冬奉藏之地，冬養藏以爲春奉生之地。

蓋能藏精者，一切病患皆可卻，豈獨溫病爲然哉。《金匱》謂：五臟元真通暢，人即安和是也。何喻氏不明此理，將『冬傷於寒』作一大扇文字，將『不藏精』又作一大扇文字，將不藏精而傷於寒，又總作一大扇文字，勉強割裂《傷寒論》原文以實之。未免有過慮則鑿之弊。『不藏精』三字須活看，不專主房勞說，一切人事之能搖動其精者，皆是，即冬日天氣應寒而陽不潛藏，如春日之發泄，甚至桃李反花之類，亦是。

汪按：喻氏天資超卓，學力精銳，在此道誠爲獨闢榛蕪，深窺奧窔，但貼括結習太重，往往於間架門面上著力。論傷寒以青龍與桂麻鼎峙，柯氏已正其失矣。乃論溫病仍用三扇，甚至方法數目，一一求合《傷寒論》。正如漢唐步天，以律呂卦爻爲主，牽湊補綴，反使正義不明。讀者當分別觀之也。《寓意草》中《金鑒》一條，仍屬傷寒，指爲溫病者非。

四　《熱論篇》曰：凡病傷寒而成溫者，先夏至日者爲病溫，後夏至日者爲病暑。暑當與汗出勿止。

溫者，暑之漸也。先夏至，春候也。春氣溫，陽氣發越，陰精不足以承之，故爲病溫。後夏至，溫盛爲熱，熱盛則濕動，熱與濕搏而爲暑也。勿者，禁止之詞，勿止暑之汗，即治暑之法也。

五　《刺志論》曰：氣盛身寒，得之傷寒。氣虛身熱，得之傷暑。

此傷寒暑之辨也。《經》語分明如此，奈何世人悉以治寒法治溫暑哉！

六　《生氣通天論》曰：因於暑，汗、煩則喘渴，靜則多言。_{煩從火從頁，謂心氣不寧，而面若火爍也。}

暑中有火，性急而疏泄，故令人自汗，火與心同氣相求，故善煩。_{煩從火從}煩則喘渴者，火克金故喘。鬱遏胸中清廓之氣，故欲喝而呻之。其或邪

六

不外張而內藏於心則靜，心主言，暑邪在心，雖靜亦欲自言不休也。

病且出也。

七　《論疾診尺篇》曰：尺膚熱甚，脈盛躁者，病溫也。其脈盛而滑者，

此節以下，診溫病之法。《經》之辨溫病，分明如是。何世人悉謂傷寒，而悉以傷寒足三陰經溫法治之哉。張景岳作《類經》，割裂經文，蒙混成章，由未細心紬繹也。尺膚熱甚，火爍精也。脈盛躁，精被火煎沸也。脈盛而滑，邪機向外也。

八　《熱病篇》曰：熱病三日而氣口靜，人迎躁者，取之諸陽五十九刺。以瀉其熱而出其汗，實其陰，以補其不足者。身熱甚，陰陽皆靜者，勿刺也。其可刺者，急取之，不汗出則泄。所謂勿刺者，有死徵也。熱病七日八日動喘而弦者，急刺之。汗且自出，淺刺手大指間。熱病七日八日脈微小，

病者溲血，口中乾，一日半而死，脈代者一日死。熱病已得汗出，而脈尚躁

喘，且復熱，勿刺膚，喘甚者死。熱病七日八日脈不躁，躁不散數，後三日

中有汗。三日不汗，四日死。未曾汗者，勿腠刺之。熱病不知所痛，耳聾不

能自收，口乾陽熱甚，陰頗有寒者，熱在骨髓，死不可治。熱病已得汗而脈

尚躁盛，此陰脈之極也，死。其得汗而脈靜者生。熱病者，脈尚躁盛而不得

汗者，此陽脈之極也，死。

陽脈之極，雖云死徵較前陰陽俱靜有差。此證猶可大劑急急救陰，亦有活者。蓋已得汗而陽脈躁甚，邪強正弱，正尚能與邪爭。若留得一分正氣，便有一分生理，只在留之得法耳。至陰陽俱靜，邪氣深入下焦陰分，正無捍邪之意，直聽邪之所爲，不死何待！

脈盛躁，得汗靜者生。熱病不

可刺者有九：一曰汗不出，大顴發赤，噦者死；二曰泄而腹滿甚者死；三日

目不明，熱不已者死；四曰老人、嬰兒，熱而腹滿者死；五曰汗大出，嘔，

下血者死；六曰舌本爛，熱不已者死；七曰咳而衄，汗不出，出不至足者

死；八曰髓熱者死；九曰熱而痙者死，腰折、瘛瘲、齒噤齘也。凡此九者不

可刺也。太陽之脈，色榮顴骨，熱病也。與厥陰脈爭見者，死期不過三日。

少陽之脈，色榮頰前，熱病也。與少陰脈爭見者，死期不過三日。

此節歷敘熱病之死徵，以禁人之刺，蓋刺則必死也。然刺固不可，亦間

有可藥而愈者。蓋刺法能泄能通，開熱邪之閉結最速。至於益陰以留陽，實

刺法之所短，而湯藥之所長也。熱病三日而氣口靜，人迎躁者，邪機尚淺，

在上焦。故取之諸陽以泄其陽邪，陽氣通則汗隨之，實其陰以補其不足者，

陽盛則陰衰，瀉陽則陰得安其位，故曰實其陰。瀉陽之有餘，即所以補陰之

不足，故曰補其不足也。〔實其陰以補其不足，此一句實治溫熱之吃緊大綱。蓋熱病未有不耗陰

者，其耗之未盡則生，盡則陽無留戀，必脫而死也。真能體味此理，思過

半矣。此論中治法，實從此處入手。〕

身熱甚而脈之陰陽皆靜，脈證不應，陽證陰脈，故曰勿刺。熱

病七八日動喘而弦，喘爲肺氣實，弦爲風火鼓蕩，故淺刺手大指間，以泄肺

熱，肺之熱痹開則汗出，大指間，肺之少商穴也。熱證七八日脈微小者，邪

氣深，入下焦血分，逼血從小便出，故溲血。腎精告竭，陰液不得上潮，故

口中乾。脈至微小，不惟陰精竭，陽氣亦從而竭矣，死象自明。倘脈實者可

治，法詳於後。熱病，脈尚躁而喘，故知其復熱也。熱不為汗衰，火

熱克金故喘，金受火克，肺之化源欲絕，故死。間有可治，法詳於後。熱病

不知所痛，正衰不與邪爭也。耳聾，陰傷精欲脫也，不能自收，真氣憊也。

口乾，熱甚，陽邪獨盛也。陰頗有寒，此寒字，作虛字講，謂下焦陰分頗有

虛寒之證。以陰精虧損之人，真氣敗散之象已見，而邪熱不退，未有不乘其

空虛而入者。故曰：熱在骨髓，死不治也。其有陰衰陽盛而真氣未至潰敗

者，猶有治法，詳見於後。熱病已得汗而脈尚躁盛，此陰虛之極，故曰死。

然雖不可刺，猶可以藥，沃之得法，亦有生者，法詳於後。脈躁盛不得汗，

此陽盛之極也。陽盛而至於極，陰無容留之地，故亦曰死，然用藥開之得

法，猶可生，法詳於後。汗不出而顴赤，邪盛不得解也。噦，脾陰病也。陰

陽齊病，治陽礙陰，治陰礙陽，故曰死也。泄而腹滿甚，脾陰病重也，亦系

陰陽皆病，目不明，精散而氣脫也。《經》曰：精散視岐。又曰：氣脫者，

目不明。熱猶未已，仍鑠其精而傷其氣，不死得乎？老人嬰兒，一則孤陽已

衰，一則稚陽未足，既得溫熱之陽病，又加腹滿之陰病，不必至於滿甚，而

已有死道焉。汗不出爲邪陽盛，嘔爲正陽衰。下血者，熱邪深，入不得外

出，必逼迫陰絡之血下注，亦爲陰陽兩傷也。舌本爛，腎脈、膽脈、心脈皆

循喉嚨繫舌本，陽邪深入，則一陰一陽之火結於血分，腎水不得上濟，熱退

猶可生，熱仍不止，故曰死也。咳而衄，邪閉肺絡，上行清道，汗出邪泄可

生，不然則化源絕矣。髓熱者，邪入至深至於腎部也。熱而痙，邪入至深至

於肝部也。以上九條，雖皆不可刺。後文亦間立治法，亦有可生者。太陽之

脈，色榮顴骨，爲熱病者，按手太陽之脈，由目內眥斜絡於顴，而與足太陽交，是顴者，兩太陽交處也。太陽屬水，水受火沸，故色榮赤爲熱病也。與厥陰脈爭見，厥陰木也，水受火之反克，金不來生木，反生火，水無容足之地，故死速也。少陽之脈，色榮頰前，爲熱病者，按手少陽之脈，出耳前，過客主人前足少陽穴，交頰至目銳眥而交足少陽，是頰前兩少陽交處也。少陽屬相火，火色現於二經交會之處，故爲熱病也。與少陰脈爭見，少陰屬君火。二火相熾，水難爲受，故亦不出三日而死也。

九　《評熱病論》帝曰：有病溫者，汗出輒復熱，而脈躁疾不爲汗衰，狂言不能食，病名爲何？岐伯曰：病名陰陽交，交者死也。人所以汗出者，皆生於穀，穀生於精。今邪氣交爭於骨肉而得汗者，是邪卻而精勝也，精勝則當能食而不復熱，復熱者，邪氣也。汗者，精氣也。今汗出而輒復熱者，邪勝

邪氣勝也。不能食者，精無俾也。病而留者，其壽可立而傾也。且夫《熱論》曰：汗出而脈尚躁盛者，死。今脈不與汗相應，此不勝其病也，其死明矣。狂言者是失志，失志者死。今見三死不見一生，雖愈必死也。

此節語意自明。《經》謂必死之證，誰敢謂生！然藥之得法，有可生之理。前所謂針藥各異用也。詳見後。

十　《刺熱篇》曰：肝熱病者，小便先黃，腹痛多臥，身熱，熱爭則狂言及驚，脅滿痛，手足躁不得安臥。庚辛甚，甲乙大汗，氣逆則庚辛日死。刺足厥陰少陽，其逆則頭痛員員，脈引衝頭也。

肝病小便先黃者，肝脈絡陰器，又肝主疏泄，肝病則失其疏泄之職，故小便先黃也。腹痛多臥，木病克脾土也。熱爭，邪熱甚而與正氣相爭也。狂言及驚，手厥陰心包病也。兩厥陰同氣，熱爭則手厥陰亦病也。脅滿痛，肝

脈行身之兩旁，脇其要路也。手足躁，不得安臥，肝主風，風淫四末。又木病克土，脾主四肢，木病熱，必吸少陰腎中真陰，陰傷，故騷擾不得安臥也。庚辛金日克木，故甚。甲乙肝木旺時，故汗出而愈。氣逆謂病重而不順其可愈之理，故逢其不勝之日而死也。刺足厥陰少陽，厥陰係本臟，少陽，厥陰之腑也，並刺之者，病在臟，瀉其腑也。逆則頭痛以下，肝主昇，病極而上昇之故。自庚辛日甚以下之理，餘臟倣此。

十一　心熱病者，先不樂，數日乃熱。熱爭，則卒心痛，煩悶善嘔，頭痛面赤無汗。壬癸甚，丙丁大汗，氣逆則壬癸死。刺手少陰太陽。

心病先不樂者，心包名膻中，居心下代君用事。《經》謂：膻中爲臣使之官，喜樂出焉。心病故不樂也。卒心痛，凡實痛，皆邪正相爭，熱爭，故卒然心痛也。煩悶，心主火，故煩，膻中氣不舒，故悶。嘔，肝病也。兩厥陰

然心痛也。煩悶，心主火，故煩，膻中氣不舒，故悶。嘔，肝病也。兩厥陰

同氣，膻中代心受病，故熱甚而爭之後，肝病亦見也。且邪居膈上，多善嘔

也。頭痛，火昇也。面赤，火色也。無汗，汗爲心液，心病故汗不得通也。

十二　脾熱病者，先頭重，頰痛，煩心，顏青，欲嘔，身熱，熱爭則腰

痛不可用俯仰，腹滿泄，兩頷痛，甲乙甚，戊己大汗，氣逆則甲乙死。刺足

太陰陽明。

脾病頭先重者，脾屬濕土，性重。《經》謂：濕之中人也，首如裹。故脾

病頭先重也。頰，少陽部也。土之與木，此負則彼勝，土病而木病亦見也。

煩心，脾脈注心也。顏青欲嘔，亦木病也。腰痛不可用俯仰，腰爲腎之腑，

脾主制水，腎爲司水之神，脾病不能制水，故腰痛。再脾病胃不能獨治，陽

明主約束而利機關，故痛而至於不可用俯仰也。腹滿泄，脾經本病也。頷

痛，亦木病也。

十三　肺熱病者，先淅然厥起毫毛、惡風寒、舌上黃、身熱，熱爭則喘咳，痛走胸膺背，不得太息，頭痛不堪，汗出而寒。丙丁甚，庚辛大汗，氣逆則丙丁死。刺手太陰、陽明，出血如大豆立已。

肺病先惡風寒者，肺主氣，又主皮毛，肺病則氣賁鬱不得捍衛皮毛也。

舌上黃者，肺氣不化則濕熱聚而為黃苔也。

按：苔字，方書悉作胎，胎乃胎包之胎，特以苔生舌上，故從肉旁。不知古人借用之字甚多，蓋濕熱蒸而生苔，或黃、或白、或青、或黑，皆因病之深淺，或寒、或熱，或燥、或濕而然。如春夏間石上土坂之陰面生苔者然。故本論苔字，悉從草，不從肉。

喘，氣鬱極也。

咳，火克金也；胸膺，背之腑也，皆天氣主之。肺主天氣，肺氣鬱極，故痛走胸膺背也。　走者，不定之詞。不得太息，氣鬱之極也。頭痛不堪，亦天氣賁鬱之極也。汗出而寒，毛竅開，故汗出。汗出衛虛，故惡寒，又肺本惡寒也。

十四　腎熱病者，先腰痛、胻痠、苦渴數飲、身熱，熱爭則項痛而強，

一六

胻寒且痠、足下熱，不欲言，其逆則項痛，員員澹澹然。戊己甚，壬癸大汗，氣逆則戊己死。刺足少陰、太陽。

腎病腰先痛者，腰爲腎之腑，又腎脈貫脊會於督之長強穴。胻，腎脈入跟中，以上腨內，太陽之脈亦下貫腨內，腨即胻也。痠，熱爍液也。苦渴數飲，腎主五液而惡燥，病熱則液傷而燥，故苦渴而飲水求救也。項，太陽之脈，從巔入絡腦，還出別下項。腎病至於熱爭，臟病甚而移之腑，故項痛而強也。胻寒且痠，胻義見上，寒，熱極爲寒也。痠，熱爍液也。足下熱，腎脈從小指之下，邪趨足心湧泉穴，病甚而熱也。不欲言，心主言，腎病則水克火也。員員澹澹，狀其痛之甚而無奈也。

十五　肝熱病者，左頰先赤。心熱病者，顏先赤。脾熱病者，鼻先赤。肺熱病者，右頰先赤。腎熱病者，頤先赤。病雖未發，見赤色者刺之，名曰

治未病。

此節言五臟欲病之先，必各現端緒於其部分，示人早治，以免熱爭則病重也。

十六　《熱論篇》帝曰：熱病已愈，時有所遺者何也？岐伯曰：諸遺者，熱甚而強食之，故有所遺也。若此者，皆病已衰而熱有所藏，因其穀氣相薄，兩熱相合，故有所遺也。帝曰：治遺奈何？岐伯曰：視其虛實，調其逆從，可使必已也。帝曰：病熱當何禁之？岐伯曰：病熱少愈，食肉則復，多食則遺，此其禁也。

此節言熱病之禁也，語意自明。大抵邪之著人也，每借有質以為依附，熱時斷不可食，熱退必須少食，如兵家堅壁清野之計，必俟熱邪盡退，而後可大食也。

十七　《刺法論》帝曰：餘聞五疫之至，皆相染易，無問大小病狀相似，不施救療，如何可得不相移易者？岐伯曰：不相染者，正氣存內，邪不可干。

此言避疫之道。按：此下尚有避其毒氣若干言，以其想青氣想白氣等，近於祝由家言，恐後人附會之詞，故節之。要亦不能外『正氣存內，邪不可干』二句之理，語意已盡。不必滋後學之惑也。

十八　《玉版論要》曰：病溫，虛甚死。

病溫之人，精血虛甚，則無陰以勝溫熱，故死。

十九　《平人氣象論》曰：人一呼，脈三動，一吸，脈三動而躁，尺熱，曰病溫。尺不熱，脈滑，曰病風，脈濇曰痺。

呼吸俱三動，是六七至脈矣。而氣象又急躁，若尺部肌肉熱，則爲病

溫。蓋溫病必傷金水二臟之津液，尺之脈屬腎，尺之穴屬肺也。此處肌肉

熱，故知爲病溫。其不熱而脈兼滑者，則爲病風，風之傷人也，陽先受之。

尺爲陰，故不熱也。如脈動躁而兼濇，是氣有餘而血不足，病則爲痺矣。

卷一

問心堂溫病條辨上焦篇

風溫　溫熱　溫疫　溫毒　冬溫

一　溫病者，有風溫，有溫熱，有溫疫，有溫毒，有暑溫，有濕溫，有秋燥，有冬溫，有溫瘧。

此九條，見於王叔和《傷寒例》中居多。叔和又牽引《難經》之文以神其說，按時推病，實有是證。叔和治病時，亦實遇是證，但叔和不能別立治法，而敘於《傷寒例》中，實屬蒙混。以《傷寒論》爲治外感之妙法，遂將一切外感悉收入《傷寒例》中，而悉以治傷寒之法治之。後人亦不能打

破此關，因仍苟簡。千餘年來，貽患無窮，皆叔和之作俑，無怪見駁於方

有執、喻嘉言諸公也。然諸公雖駁叔和，亦未曾另立方法，喻氏雖立治法，

仍不能脫卻傷寒圈子，弊與叔和無二，以致後人無所遵依。本論詳加考核，

准古酌今，細立治法，除傷寒宗仲景法外，俾四時雜感，朗若列眉，未始

非叔和有以肇其端，東垣、河間、安道、又可、嘉言、天士宏其議，而瑭

得以善其後也。

　風溫者，初春陽氣始開，厥陰行令，風夾溫也；溫熱者，春末夏初，陽

氣弛張，溫盛為熱也；溫疫者，厲氣流行，多兼穢濁，家家如是，若役使然

也；溫毒者，諸溫夾毒，穢濁太甚也；暑溫者，正夏之時，暑病之偏於熱者

也；濕溫者，長夏初秋，濕中生熱，即暑病之偏於濕者也；秋燥者，秋金燥

烈之氣也；冬溫者，冬應寒而反溫，陽不潛藏，民病溫也；溫瘧者，陰氣先

傷，又因於暑，陽氣獨發也。

按：諸家論溫，有顧此失彼之病，故是編首揭諸溫之大綱，而名其書曰《溫病條辨》。

二　凡病溫者，始於上焦，在手太陰。

傷寒由毛竅而入，自下而上，始足太陽。足太陽膀胱屬水，寒即水之氣，同類相從，故病始於此。古來但言膀胱主表，殆未盡其義。肺者，皮毛之合也，獨不主表乎！ 治法必以仲景六經，次傳爲祖法。溫病由口鼻而入，自上而下，鼻通於肺，始手太陰，太陰金也。溫者，火之氣。風者，火之母。火未有不克金者，故病始於此，必從河間三焦定論。再寒爲陰邪，雖《傷寒論》中亦言中風，此風從西北方來，乃觱發之寒風也，

按：人身一臟一腑，主表之理，人皆習焉不察。以三才大道言之，天爲萬物之大表。天屬金，人之肺亦屬金。肺主皮毛，《經》曰：皮應天，天一生水。地支始於子，而亥爲天門，乃貞元之會，人之膀胱爲寒水之腑，故俱同天氣而俱主表也。

最善收引。陰盛必傷陽，故首鬱遏太陽經中之陽氣，而爲頭痛、身熱等證。

太陽，陽腑也。傷寒，陰邪也。陰盛傷人之陽也。溫爲陽邪，此論中亦言

傷風，此風從東方來，乃解凍之溫風也，最善發泄。陽盛必傷陰，故首鬱

遏太陰經中之陰氣。而爲咳嗽、自汗、口渴、頭痛、身熱、尺熱等證。太

陰，陰臟也。溫熱，陽邪也。陽盛傷人之陰也。陰陽兩大法門之辨，可瞭

然於心目間矣。

夫大明生於東，月生於西，舉凡萬物，莫不由此少陽少陰之氣以爲生成，

故萬物皆可名之曰東西；人乃萬物之統領也，得東西之氣最全，乃與天地東

西之氣相應。其病也，亦不能不與天地東西之氣相應。東西者，陰陽之道路

也。由東而往，爲木、爲風、爲濕、爲火、爲熱，濕土居中，與火交而成

暑。火也者，南也。由西而往，爲金、爲燥、爲水、爲寒。水也者，北也。

水火者，陰陽之徵兆也。南北者，陰陽之極致也。天地運行，此陰陽以化生

萬物，故曰天之無恩而大恩生。天地運行之陰陽和平，人生之陰陽亦和平，

安有所謂病也哉。天地與人之陰陽，一有所偏，即爲病也。偏之淺者病淺，

偏之深者病深，偏於火者病溫、病熱，偏於水者病清、病寒，此水火兩大法

門之辨，醫者不可不知。爛其爲水之病也，而溫之熱之；爛其爲火之病也，

而涼之寒之，各救其偏，以抵於平和而已。非如鑒之空，一塵不染，如衡之

平，毫無倚着，不能暗合道妙，豈可各立門戶，專主於寒熱溫涼一家之論而

已哉！瑭因辨寒病之原於水，溫病之原於火也，而並及之。

三　太陰之爲病，脈不緩不緊而動數，或兩寸獨大，尺膚熱，頭痛，微

惡風寒，身熱自汗，口渴，或不渴而咳，午後熱甚者，名曰溫病。

不緩，則非太陽中風矣。不緊，則非太陽傷寒矣。動數者，風火相煽之

象，《經》謂之躁。兩寸獨大，火克金也。尺膚熱，尺部肌膚熱甚，火反克

水也。頭痛惡風寒，身熱自汗，與太陽中風無異，此處最足以相混，於何辨

之？於脈動數不緩不緊，證有或渴或咳、尺熱、午後熱甚辨之。太陽頭痛，

風寒之邪循太陽經上至頭與項，而項強頭痛也。太陰之頭痛，肺主天氣，天

氣鬱則頭亦痛也。且春氣在頭，又火炎上也。吳又可謂浮泛太陽經者，臆說

也。傷寒之惡寒，太陽屬寒水而主表，故惡風寒。溫病之惡寒，肺合皮毛而

亦主表，故亦惡風寒也。太陽病則週身之陽氣鬱，故身熱。肺主化氣，肺病

不能化氣，氣鬱則身亦熱也。太陽自汗，風疏衛也。太陰自汗，皮毛開也，

肺亦主衛。渴，火克金也。咳，肺氣鬱也。午後熱甚，濁邪歸下，又火旺時

也，又陰受火克之象也。

四　太陰風溫、溫熱、溫疫、冬溫，初起惡風寒者，桂枝湯主之。但

熱不惡寒而渴者，辛涼平劑銀翹散主之。溫毒、暑溫、濕溫、溫瘧，不在此例。

按：仲景《傷寒論》原文，太陽病，謂如太陽證，即上文頭痛身熱、惡風自汗也。但惡熱不惡寒而渴者，名曰溫病，桂枝湯主之。蓋溫病忌汗，最喜解肌，桂枝本爲解肌，且桂枝芳香化濁，芍藥收陰斂液，甘草敗毒和中，薑棗調和營衛，溫病初起，原可用之，此處卻變易前法。惡風寒者主以桂枝，不惡風寒主以辛涼者，非敢擅違古訓也。仲景所云不惡風寒者，非全不惡風寒也，其先亦惡風寒，迨既熱之後，乃不惡風寒耳。古文簡質，且對太陽中風熱時亦惡風寒言之，故不暇詳耳。蓋寒水之病，冬氣也。非辛溫，春夏之氣，不足以解之。雖曰溫病，既惡風寒，明是溫自內發，風寒從外搏，成內熱外寒之證。故仍舊用桂枝辛溫解肌法，俾得微汗，而寒熱之邪皆解矣。溫熱之邪，春夏氣也，不惡

風寒，則不兼寒風可知，此非辛涼秋金之氣不足以解之。桂枝辛溫，以之治

溫，是以火濟火也，故改從《內經》風淫於內，治以辛涼，佐以苦甘法。

桂枝湯方

桂枝六錢　芍藥三錢，炒　炙甘草二錢　生薑三片　大棗二枚，去核

煎法服法，必如《傷寒論》原文而後可。不然不惟失桂枝湯之妙，反生

他變，病必不除。

汪按：麻黃、桂枝，即係肺藥，故傳足不傳手，前人多不以爲然，但人

之經絡相通而天之感氣則異，故治法不同也。

辛涼平劑銀翹散方

連翹一兩　銀花一兩　苦桔梗六錢　薄荷六錢　竹葉四錢　生甘草五錢　芥

穗四錢　淡豆豉五錢　牛蒡子六錢

右杵爲散，每服六錢，鮮葦根湯煎。香氣大出，即取服，勿過煮。肺藥取輕清，過煮則味厚而入中焦矣。病重者，約二時一服，日三服，夜一服。輕者三時一服，日二服，夜一服。病不解者，作再服。蓋肺位最高，藥過重則過病所，少用又有病重藥輕之患，故從普濟消毒飲時時輕揚法。今人亦間有用辛涼法者，多不見效，蓋病大藥輕之故。一不見效，遂改弦易轍，轉去轉遠，即不更張，緩緩延至數日後，必成中下焦證矣。

渴甚者，加花粉。項腫咽痛者，加馬勃、元參。衄者，去芥穗、豆豉，加白茅根三錢、側柏炭三錢、梔子炭三錢。咳者，加杏仁利肺氣。二三日病猶在肺，熱漸入裏，加細生地、麥冬保津液。再不解，或小便短者，加知母、黃芩、梔子之苦寒，與麥、地之甘寒，合化陰氣，而治熱淫所勝。

錢、鬱金三錢，護膻中。胸膈悶者，加藿香三

方論按：溫病忌汗，汗之不惟不解，反生他患。蓋病在手經，徒傷足太陽無益。病自口鼻吸受而生，徒發其表亦無益也。且汗爲心液，心陽受傷，必有神明內亂，讝語癲狂，內閉外脫之變。再誤汗雖曰傷陽，汗乃五液之一，未始不傷陰也。《傷寒論》曰：尺脈微者，爲裏虛，禁汗。其義可見。

其曰傷陽者，特舉其傷之重者而言之耳。溫病最善傷陰，用藥又復傷陰，豈非爲賊立幟乎！此古來用傷寒法治溫病之大錯也。至若吳又可，開首立一達原飲，其意以爲直透膜原，使邪速潰，其方施於藜藿壯實人之溫疫病，容有愈者，芳香辟穢之功也。若施於膏粱紈絝，及不甚壯實人，未有不敗者。蓋其方中首用檳榔、草果、厚朴爲君，夫檳榔，子之堅者也。諸子皆降，檳榔苦辛而溫，體重而堅，由中走下，直達肛門，中下焦藥也。草果亦子也，其氣臭烈大熱，其味苦，太陰脾經之劫藥也。厚朴苦溫，亦中焦藥也。豈有上

焦溫病，首用中下焦苦溫雄烈劫奪之品，先劫少陰津液之理！知母、黃芩亦皆中焦苦燥裏藥，豈可用乎！況又有溫邪游溢三陽之說，而有三陽經之羗活、葛根、柴胡加法，是仍以傷寒之法雜之，全不知溫病治法。後人止謂其不分三焦，猶淺說也。其三消飲加入大黃、芒硝，惟邪入陽明，氣體稍壯者，幸得以下而解，或戰汗而解。然往往成弱證，虛甚者則死矣。況邪有在衛者，在胸中者，在營者，入血者，妄用下法，其害可勝言耶。豈視人與鐵石一般，並非氣血生成者哉！究其始意，原以矯世醫以傷寒法治病溫之弊，頗能正陶氏之失，奈學未精純，未足爲法。至喻氏、張氏，多以傷寒三陰經法治溫病，其說亦非。以世醫從之者少，而宗又可者多，故不深辯耳。本方謹遵《內經》風淫於內，治以辛涼，佐以苦甘。熱淫於內，治以鹹寒，佐以甘苦之訓，

王安道《溯洄集》亦有溫暑當用辛涼不當用辛溫之論。謂仲景之書，爲即病之傷寒而設，並未嘗爲不即病之溫暑而設。張鳳逵集治暑方，亦有暑病首用辛涼，繼用甘寒，再用酸泄酸

斂，不必用下之論，皆先得我心者。

又宗喻嘉言芳香逐穢之說，用東垣清心涼膈散，辛涼苦甘，病初起，且去入裏之黃芩，勿犯中焦，加銀花辛涼，芥穗芳香，散熱解毒，牛蒡子辛平潤肺，解熱散結，除風利咽，皆手太陰藥也。合而論之，《經》謂冬不藏精，春必病溫。又謂藏於精者，春不病溫。又謂病溫虛甚死。可見病溫者，精氣先虛，此方之妙，預護其虛。純然清肅，上焦不犯，中下無開門揖盜之弊，有輕以去實之能，用之得法，自然奏效。此葉氏立法，所以迴出諸家也。

五　太陰溫病，惡風寒，服桂枝湯已，惡寒解，餘病不解者，銀翹散主之。餘證悉減者，減其制。

太陰溫病，總上條所舉而言也。惡寒已解，是全無風寒，止餘溫病，即禁辛溫法，改從辛涼。減其制者，減銀翹散之制也。

六　太陰風溫，但咳，身不甚熱，微渴者，辛涼輕劑桑菊飲主之。

咳，熱傷肺絡也。身不甚熱，病不重也。渴而微，熱不甚也。恐病輕藥重，故另立輕劑方。

辛涼輕劑桑菊飲方

杏仁二錢　連翹一錢五分　薄荷八分　桑葉二錢五分　菊花一錢　苦梗二錢　甘

草八分　葦根二錢

水二杯，煮取一杯，日二服。二、三日不解，氣粗似喘，燥在氣分者，

加石膏、知母。舌絳暮熱，甚燥，邪初入營，加元參二錢，犀角一錢。在血

分者，去薄荷、葦根，加麥冬、細生地、玉竹、丹皮各二錢。肺熱甚，加黃

芩。渴者加花粉。

方論：此辛甘化風辛涼微苦之方也。蓋肺爲清虛之臟，微苦則降，辛涼

則平，立此方所以避辛溫也。今世僉用杏蘇散通治四時咳嗽，不知杏蘇散辛

溫，只宜風寒，不宜風溫，且有不分表裏之弊。此方獨取桑葉、菊花者，桑

得箕星之精，箕好風，風氣通於肝，故桑葉善平肝風。春乃肝令而主風，木

旺金衰之候，故抑其有餘。桑葉芳香有細毛，橫紋最多，故亦走肺絡而宣肺

氣。菊花晚成，芳香味甘，能補金水二臟，故用之以補其不足。風溫咳嗽，

雖係小病，常見誤用辛溫重劑，銷鑠肺液致久嗽成勞者，不一而足。聖人不

忽於細，必謹於微。醫者於此等處，尤當加意也。

七　太陰溫病，脈浮洪，舌黃，渴甚，大汗，面赤，惡熱者，辛涼重劑

白虎湯主之。

脈浮洪，邪在肺經氣分也。舌黃，熱已深。渴甚，津已傷也。大汗，熱

逼津液也。面赤，火炎上也。惡熱，邪欲出而未遂也。辛涼平劑，焉能勝

任！非虎嘯風生金飆，退熱而又能保津液不可。前賢多用之。

辛涼重劑白虎湯方

生石膏一兩，研　知母五錢　生甘草三錢　白粳米一合

水八杯，煮取三杯，分溫三服。病退減後服，不知，再作服。

方論：義見法下，不再立論，下倣此。

八　太陰溫病，脈浮大而芤，汗大出，微喘，甚至鼻孔扇者，白虎加人參湯主之。脈若散大者，急用之，倍人參。

浮大而芤，幾於散矣，陰虛而陽不固也。補陰藥有鞭長莫及之虞，惟白虎退邪陽，人參固正陽，使陽能生陰，乃救化源欲絕之妙法也。汗湧，鼻扇，脈散，皆化源欲絕之徵兆也。

白虎加人參湯方

即於前方內，加人參三錢。

九　白虎本爲達熱出表，若其人脈浮弦而細者，不可與也。脈沉者，不可與也。不渴者，不可與也。汗不出者，不可與也。常須識此，勿令誤也。

此白虎之禁也。按：白虎慓悍，邪重非其力不舉，用之得當，原有立竿見影之妙。若用之不當，禍不旋踵。懦者多不敢用，未免坐誤事機。孟浪者不問其脈證之若何，一概用之，甚至石膏用至斛餘之多。應手而效者，固多，應手而斃者，亦復不少。皆未真知確見其所以然之故，故手下無準的也。

十　太陰溫病，氣血兩燔者，玉女煎去牛膝加元參主之。

氣血兩燔，不可專治一邊，故選用張景岳氣血兩治之玉女煎。去牛膝者，牛膝趨下，不合太陰證之用。改熟地爲細生地者，亦取其輕而不重，涼

而不溫之義，且細生地能發血中之表也。加元參者，取其壯水制火，預防咽

痛、失血等證也。

玉女煎去牛膝、熟地加細生地、元參方　辛涼合甘寒法

生石膏一兩　知母四錢　元參四錢　細生地六錢　麥冬六錢

水八杯，煮取三杯，分二次服。渣再煮一鍾服。

十一　太陰溫病，血從上溢者，犀角地黃湯合銀翹散主之。有中焦病

者，以中焦法治之。若吐粉紅血水者，死不治。血從上溢，脈七八至以上，

面反黑者，死不治。可用清絡育陰法。

血從上溢，溫邪逼迫血液上走清道，循清竅而出，故以銀翹散敗溫

毒，以犀角地黃清血分之伏熱，而救水，即所以救金也。至粉紅水非血非

液，實血與液交迫而出，有燎原之勢，化源速絕，血從上溢，而脈至七八

至，面反黑，火極而似水，反兼勝己之化也。亦燎原之勢莫制。下焦津

液虧極，不能上濟君火，君火反與溫熱之邪合德，肺金其何以堪！故皆

主死。化源絕，乃溫病第一死法也。仲子曰：敢問死？孔子曰：未知生，

焉知死。瑭以為醫者不知死，焉能救生？細按：溫病死狀百端，大綱不越

五條。在上焦有二：一曰肺之化源絕者，死。二曰心神內閉，內閉外脫

者，死。在中焦亦有二：一曰陽明太實，土克水者，死。二曰脾鬱發黃，

黃極則諸竅為閉，穢濁塞竅者，死。在下焦則無非熱邪深入，消鑠津液，

涸盡而死也。

犀角地黃湯方　見下焦篇

銀翹散　方見前

已用過表藥者，去豆豉、芥穗、薄荷。

沃之。

十二 太陰溫病，口渴甚者，雪梨漿沃之。吐白沫粘滯不快者，五汁飲沃之。

此皆甘寒救液法也。

雪梨漿方 甘冷法

以甜水梨大者一枚，薄切，新汲涼水內浸半日，時時頻飲。

五汁飲方 甘寒法

梨汁　勃薺汁　鮮葦根汁　麥冬汁　藕汁 或用蔗漿

臨時斟酌多少，和勻涼服。不甚喜涼者，重湯燉溫服。

十三 太陰病得之二三日，舌微黃，寸脈盛，心煩懊憹，起臥不安，欲嘔不得嘔，無中焦證，梔子豉湯主之。

溫病二三日，或已汗，或未汗，舌微黃，邪已不全在肺中矣。寸脈盛，

心煩懊憹，起臥不安，欲嘔不得，邪在上焦膈中也。在上者因而越之，故湧之以梔子，開之以香豉。

梔子豉湯方 酸苦法

梔子 五枚，搗碎　香豆豉 六錢

水四杯，先煮梔子數沸，後納香豉，煮取二杯。先溫服一杯，得吐，止後服。

十四　太陰病，得之二三日，心煩不安，痰涎壅盛，胸中痞塞，欲嘔者，無中焦證，瓜蒂散主之，虛者加參蘆。

此與上條有輕重之分，有有痰無痰之別。重劑不可輕用，病重藥輕，又不能了事。故上條祇用梔子豉湯，快湧膈中之熱。此以痰涎壅盛，必用瓜蒂散急吐之，恐邪入包宮而成痙厥也。瓜蒂、梔子之苦寒，合赤小豆之甘酸，

所謂酸苦湧泄爲陰，善吐熱痰，亦在上者因而越之方也。

瓜蒂散方 酸苦法

甜瓜蒂一錢　赤小豆二錢，研　山梔子二錢

水二杯煮取一杯，先服半杯，得吐，止後服，不吐再服。虛者加人參蘆一錢五分。

十五　太陰溫病，寸脈大，舌絳而乾，法當渴，今反不渴者，熱在營中也，清營湯去黃連主之。

渴乃溫之本病，今反不渴，滋人疑惑，而舌絳且乾，兩寸脈大，的係溫病。蓋邪熱入營，蒸騰營氣上升，故不渴，不可疑不渴非溫病也，故以清營湯清營分之熱。去黃連者，不欲其深入也。

清營湯方 見暑溫門中

十六　太陰溫病，不可發汗。發汗而汗不出者，必發斑疹。汗出過多者，必神昏讝語。發斑者化斑湯主之，發疹者銀翹散去豆豉，加細生地、丹皮、大青葉，倍元參主之，禁升麻、柴胡、當歸、防風、羌活、白芷、葛根、三春柳。神昏讝語者，清宮湯主之，牛黃丸、紫雪丹、局方至寶丹亦主之。

溫病忌汗者，病由口鼻而入，邪不在足太陽之表，故不得傷太陽經也。時醫不知而誤發之，若其人熱甚血燥，不能蒸汗，溫邪鬱於肌表血分，故必發斑疹也。若其人表疏，一發而汗出不止，汗爲心液，誤汗亡陽，心陽傷而神明亂，中無所主，故神昏。心液傷而心血虛，心以陰爲體，心陰不能濟陽，則心陽獨亢，心主言，故讝語不休也。且手經逆傳，世罕知之。手太陰病不解，本有必傳手厥陰心包之理，況又傷其氣血乎。

化斑湯方

石膏 一兩　知母 四錢　生甘草 三錢　元參 三錢　犀角 二錢　白粳米 一合

水八杯，煮取三杯，日三服。渣再煮一鍾，夜一服。

方論：此熱淫於內，治以鹹寒，佐以苦甘法也。前人悉用白虎湯作化斑湯者，以其爲陽明證也。陽明主肌肉，斑家遍體皆赤，自內而外，故以石膏清肺胃之熱，知母清金保肺而治陽明獨勝之熱，甘草清熱解毒和中，粳米清胃熱而保胃液，白粳米陽明燥金之歲穀也。本論獨加元參、犀角者，以斑色正赤，木火太過，其變最速，但用白虎燥金之品，清肅上焦，恐不勝任，故加元參啟腎經之氣，上交於肺，庶水天一氣，上下循環不致泉源暴絕也。犀角鹹寒，稟水木火相生之氣，爲靈異之獸，具陽剛之體，主治百毒蠱疰，邪鬼瘴氣，取其鹹寒，救腎水以濟心火，托斑外出而又敗毒辟瘟也。再病至

發斑，不獨在氣分矣，故加二味涼血之品。

銀翹散去豆豉加細生地、丹皮、大青葉、倍元參方

即於前銀翹散內去豆豉，加細生地四錢　大青葉三錢　丹皮三錢　元參加至一兩

方論：銀翹散義見前。加四物，取其清血熱，去豆豉，畏其溫也。

按：吳又可有托裏舉斑湯，不言疹者，混斑疹為一氣也。考溫病中發疹者，十之七八，發斑者十之二三。蓋斑乃純赤，或大片，為肌肉之病，故主以化斑湯，專治肌肉。疹係紅點高起，麻、瘄、痧皆一類，係血絡中病，故主以芳香透絡、辛涼解肌，甘寒清血也。其托裏舉斑湯方中用歸、升、柴、芷、川山甲，皆溫燥之品，豈不畏其灼津液乎！且前人有痘宜溫，疹宜涼之論，實屬確見。況溫疹更甚於小兒之風熱疹乎。其用升、柴，取其升發之義，不知溫病多見於春夏發生之候，天地之氣有昇無降，豈用再以昇藥昇之

乎！且《經》謂冬藏精者，春不病溫。是溫病之人，下焦精氣久已不固，安

庸再昇其少陽之氣，使下竭上厥乎！《經》謂無實實，無虛虛，必先歲氣，

無伐天和。可不知耶！後人皆尤而效之，實不讀經文之過也。

再按：時人發溫熱之表，二三日汗不出者，即云斑疹蔽伏。不惟用升、

柴、羌、葛，且重以山川柳發之，不知山川柳一歲三花，故得三春之名。俗

轉音三春爲山川，此柳古稱檉木，《詩》所謂其檉其椐者是也。其性大辛大

溫，生發最速，橫枝極細，善能入絡，專發虛寒白疹。若溫熱氣血沸騰之赤

疹，豈非見之如讎仇乎！夫善治溫病者，原可不必出疹，即有邪鬱二、三日，

或三、五日，既不得汗，有不得不疹之勢，亦可重者化輕，輕者化無。若一

派辛溫剛燥，氣受其災，而移熱於血，豈非自造斑疹乎！再時醫每於疹已發

出，便稱放心，不知邪熱熾甚之時，正當謹慎，一有疏忽，爲害不淺。再疹

不忌瀉，若裏結須微通之，不可令大泄致內虛下陷。法在中焦篇。

汪按：三春柳一名西河柳，又名觀音柳，《圖經》、《別錄》未載。自繆

希雍《廣筆記》盛推其治疹之功，而用者遂多。不知寒疹須發，溫疹不须

發，可用辛涼，不可用辛溫也。木綿紗之類同此，疹以瀉爲順，忌昇提，忌

補澀，亦不宜下，以犯中下二焦，其疹痢者，當苦寒堅陰，治屬中下。

清宮湯方

元參心三錢　　蓮子心五分　　竹葉卷心二錢　　連翹心二錢　　犀角尖二錢，磨沖

連心麥冬三錢

加減法：熱痰盛加竹瀝、梨汁各五匙，咯痰不清加括蔞皮一錢五分，熱

毒盛加金汁、人中黃，漸欲神昏加銀花三錢、荷葉二錢、石菖蒲一錢。

方論：此鹹寒甘苦法，清膻中之方也。謂之清宮者，以膻中爲心之宮城

也。俱用心者，凡心有生生不已之意，心能入心，即以清穢濁之品，便補心中生生不已之生氣，救性命於微芒也。火能令人昏，水能令人清，神昏讝語，水不足而火有餘，又有穢濁也。且離以坎爲體，元參味苦屬水，補離中之虛，犀角靈異味鹹，辟穢解毒，所謂靈犀一點通，善通心氣，色黑補水，亦能補離中之虛。故以二物爲君，蓮心甘苦鹹，倒生根，由心走腎，能使火下通於腎，又回環上昇，能使腎水上潮於心，故以爲佐。連翹象心，心能退心熱。竹葉心銳而中空，能通竅清火，故以爲使。麥冬之所以用心者，《本經》稱其主心腹結氣，傷中傷飽，胃脈絡絕。試問去心，焉能散結氣，補傷中，通傷飽，續胃脈絡絕哉？蓋麥冬稟少陰癸水之氣，一本橫生，根顆連絡，有十二枚者，有十四五枚者，所以然之故，手足三陽三陰之絡，共有十二，加任之尾翳，督之長強，共十四。又加脾之大絡，共十五，此物性合

人身自然之妙也。惟聖人能體物象，察物情，用麥冬以通續絡脈，命名與天

冬併稱門冬者，冬主閉藏，門主開轉，謂其有開合之功能也。其妙處全在一

心之用，從古並未有去心之明文。張隱庵謂不知始自何人，相沿已久而不可

改。瑭遍考，始知自陶宏景始也，蓋陶氏惑於諸心入心，能令人煩之一語，

不知麥冬無毒，載在上品，久服身輕，安能令人煩哉！如參、朮、耆、草，

以及諸仁、諸子，莫不有心，亦皆能令人煩而悉去之哉！陶氏之去麥冬心，

智者千慮之失也。此方獨取其心以散心中穢濁之結氣，故以之為臣。

安宮牛黃丸方

牛黃_{一兩} 鬱金_{一兩} 犀角_{一兩} 黃連_{一兩} 硃砂_{一兩} 梅片_{二錢五分} 麝

香_{二錢五分} 真珠_{五錢} 山梔_{一兩} 雄黃_{一兩} 金箔衣 黃芩_{一兩}

右為極細末，煉老蜜為丸，每丸一錢，金箔為衣，蠟護，脈虛者人參湯

下，脈實者銀花薄荷湯下，每服一丸。兼治飛屍卒厥，五癇中惡，大人小兒痙厥之因於熱者。大人病重體實者，日再服，甚至日三服，小兒服半丸，不知再服半丸。

方論：此芳香化穢濁而利諸竅，鹹寒保腎水而安心體，苦寒通火腑，而瀉心用之方也。牛黃得日月之精，通心主之神。犀角主治百毒，邪鬼瘴氣。真珠得太陰之精而通神明，合犀角補水救火。鬱金草之香，梅片木之香。雄黃石之香，麝香乃精血之香，合四香以為用，使閉錮之邪熱溫毒，深在厥陰之分者，一齊從內透出，而邪穢自消，神明可復也。黃連瀉心火，梔子瀉心與三焦之火，黃芩瀉膽肺之火，使邪火隨諸香一齊俱散也。硃砂補心體，瀉心用，合金箔墜痰而鎮固，再合真珠、犀角為督戰之主帥也。

按：冰片洋外老杉木浸成。近世以樟腦打成僞之，樟腦發水中之火，為害甚大，斷不可用。

紫雪丹方 從《本事方》去黃金

滑石一斤　石膏一斤　寒水石一斤　磁石水煮二斤，去渣，入後藥，搗煎，

羚羊角五兩　木香

五兩犀角五兩　沉香五兩　丁香一兩　升麻一斤　元參一斤　炙甘草半斤

以上八味，並搗剉入前藥汁中煎，去渣，入後藥。

朴硝　硝石

各二斤，提淨，入前藥汁中，微火煎，不住手將柳木攪，候汁欲凝，再

加入後二味。

辰砂三兩，研細　麝香一兩二錢，研細，入煎藥，拌勻

合成退火氣，冷水調服一、二錢。

方論：諸石利水火而通下竅，磁石、元參補肝腎之陰而上濟君火，犀角、羚羊瀉心膽之火，甘草和諸藥而敗毒，且緩肝急。諸藥皆降，獨用一味升麻，

蓋欲降先升也。諸香化穢濁，或開上竅，或開下竅，使神明不致坐困於濁邪，

而終不克復其明也。丹砂色赤補心而通心火，內含汞而補心體，爲坐鎮之用。

諸藥用氣，硝獨用質者，以其水鹵結成，性峻而易消，瀉火而散結也。

局方至寶丹方

犀角 一兩，鎊　硃砂 一兩，飛　琥珀 一兩，研　玳瑁 一兩，鎊　牛黃 五錢　麝香 五錢

以安息重湯燉化，和諸藥爲丸一百丸，蠟護。

方論：此方會萃各種靈異，皆能補心體，通心用，除邪穢，解熱結，共

成撥亂反正之功。大抵安宮牛黃丸最涼，紫雪次之，至寶又次之。主治畧

同，而各有所長，臨用對證斟酌可也。

十七　邪入心包，舌蹇肢厥，牛黃丸主之，紫雪丹亦主之。

厥者，盡也。陰陽極造其偏，皆能致厥。傷寒之厥，足厥陰病也。溫熱

之厥，手厥陰病也。舌捲囊縮，雖同係厥陰現證，要之舌屬手，囊屬足也。

蓋舌為心竅，包絡代心用事。腎囊前後皆肝經所過，斷不可以陰陽二厥，混

而為一。若陶節庵所云：冷過肘膝，便為陰寒，恣用大熱。再熱厥之中，亦

有三等：有邪在絡居多，而陽明證少者，則從芳香，本條所云是也；有邪搏

陽明，陽明太實，上衝心包，神迷肢厥，甚至通體皆厥，當從下法，本論載

入中焦篇；有日久邪殺，陰虧而厥者，則從育陰潛陽法，本論載入下焦篇。

牛黃丸、紫雪丹方 併見前

十八　溫毒咽痛喉腫，耳前耳後腫，頰腫，面正赤，或喉不痛，但外

腫，甚則耳聾，俗名大頭溫、蝦蟆溫者，普濟消毒飲去柴胡、升麻主之。初

起一、二日，再去芩、連，三、四日加之，佳。

溫毒者，穢濁也。凡地氣之穢，未有不因少陽之氣而自能上昇者。春夏

地氣發泄，故多有是證。秋冬地氣，間有不藏之時，亦或有是證。人身之少

陰素虛，不能上濟少陽，少陽昇騰莫制，亦多成是證。小兒純陽火多，陰未

充長，亦多有是證。咽痛者，《經》謂：一陰一陽結，謂之喉痹。蓋少陰少陽

之脈，皆循喉嚨。少陰主君火，少陽主相火，相濟爲災也。耳前，耳後，頰

前腫者，皆少陽經脈所過之地，頰車不獨爲陽明經穴也。面赤者，火色也。

甚則耳聾者，兩少陽之脈，皆入耳中，火有餘則清竅閉也。治法總不能出李

東垣普濟消毒飲之外。其方之妙，妙在以涼膈散爲主，而加化清氣之馬勃、

殭蠶、銀花，得輕可去實之妙，再加元參、牛蒡、板藍根，敗毒而利肺氣，

補腎水以上濟邪火。去柴胡、升麻者，以昇騰飛越太過之病，不當再用昇也。

說者謂其引經，亦甚愚矣。凡藥，不能直至本經者，方用引經藥作引。此方

皆係輕藥，總走上焦，開天氣，肅肺氣，豈須用升、柴直昇經氣耶！去黃芩、

黃連者，芩、連裏藥也。病初起未至中焦，不得先用裏藥，故犯中焦也。

普濟消毒飲去升麻柴胡黃芩黃連方

連翹一兩　薄荷三錢　馬勃四錢　牛蒡子六錢　芥穗三錢　殭蠶五錢　元參一兩

銀花一兩　板藍根五錢　苦梗一兩　甘草五錢

右共為粗末，每服六錢，重者八錢，鮮葦根湯煎。去渣服，約二時一服，重者一時許一服。

十九　溫毒外腫，水仙膏主之。並主一切癰瘡。

按：水仙花得金水之精，隆冬開花，味苦微辛，寒滑無毒。苦能降火敗毒，辛能散邪熱之結，寒能勝熱，滑能利痰。其妙用全在汁之膠粘，能拔毒外出，使毒邪不致深入臟腑傷人也。

水仙膏方

水仙花根，不拘多少，剝去老赤皮與根鬚，入石臼搗如膏。敷腫處，中留一孔出熱氣，乾則易之，以肌膚上生黍米大，小黃瘡為度。

二十　溫毒敷水仙膏後，皮間有小黃瘡如黍米者，不可再敷水仙膏。過敷則痛甚而爛，三黃二香散主之。

三黃二香散方　苦辛芳香法

黃連一兩　黃柏一兩　生大黃一兩　乳香五錢　沒藥五錢

右為極細末，初用細茶汁調敷，乾則易之，繼則用香油調敷。

三黃取其峻瀉諸火，而不爛皮膚，二香透絡中餘熱而定痛。

二十一　溫毒，神昏讝語者，先與安宮牛黃丸、紫雪丹之屬，繼以清宮湯。

安宮牛黃丸、紫雪丹、清宮湯方法併見前

暑溫

二十二　形似傷寒，但右脈洪大而數，左脈反小於右，口渴甚，面赤，汗大出者，名曰暑溫，在手太陰，白虎湯主之。脈芤甚者，白虎加人參湯主之。

此標暑溫之大綱也。按：溫者熱之漸，熱者溫之極也。溫盛爲熱，木生火也。熱極濕動，火生土也。上熱下濕，人居其中，而暑成矣。若純熱不兼濕者，仍歸前條溫熱例，不得混入暑也。形似傷寒者，謂頭痛身痛，發熱惡寒也。水火極不同性，各造其偏之極，反相同也，故《經》謂：水極而似火也，火極而似水也。傷寒，傷於水氣之寒，故先惡寒而後發熱，寒鬱人身衛陽之氣而爲熱也。故仲景《傷寒論》中，有已發熱或未發之文。若傷暑則先發熱，熱極而後惡寒。蓋火盛必剋金，肺性本寒，而復惡寒也。然則傷暑之

發熱惡寒，雖與傷寒相似，其所以然之故，實不同也。學者誠能究心於此，思過半矣。脈洪大而數，甚則芤，對傷寒之脈浮緊而言也。獨見於右手者，對傷寒之左脈大而言也。右手主上焦氣分，且火克金也，暑從上而下，不比傷寒從下而上。左手主下焦血分也，故傷暑之左脈反小於右。口渴甚面赤者，對傷寒太陽證，面不赤口不渴而言也。火灼津液，故口渴。火甚，未有不煩者。面赤者，煩也。煩字從火從頁，謂火現於面也。汗大出者，對傷寒汗不出而言也。首白虎例者，蓋白虎乃秋金之氣，所以退煩暑，白虎為暑溫之正例也。其源出自《金匱》，守先聖之成法也。

白虎湯、白虎加人參湯方 並見前

二十三 《金匱》謂太陽中暍，發熱惡寒，身重而疼痛，其脈弦細芤遲，小便已，灑然毛聳，手足逆冷，小有勞，身即熱，口開前板齒燥。若

發其汗，則惡寒甚。加溫鍼，則發熱甚。數下，則淋甚。可與東垣清暑益

氣湯。

張石頑註：謂太陽中暍，發熱惡寒，身重而疼痛，此因暑而傷風露之

邪，手太陽標證也。手太陽小腸屬火，上應心包，二經皆能制金灼肺，肺受

火刑，所以發熱惡寒，似足太陽證。其脈或見弦細、或見芤遲，小便已，灑

然毛聳，此熱傷肺胃之氣，陽明本證也。愚按：小便已，灑然毛聳，似乎非陽明證，乃足

太陽膀胱證也。蓋膀胱主水。火邪太甚而制金，

則寒水來爲金母復仇也。五行之極，反兼勝己之化。所謂發汗則惡寒甚者，氣虛重奪當作傷

其津當作陽也。溫鍼則

發熱甚者，重傷經中之液，轉助時火，肆虐於外也。數下之則淋甚者，劫其

在裏之陰，熱勢乘機內陷也。此段經文，本無方治。東垣特立清暑益氣湯，

足補仲景之未逮。愚按：此言太過。仲景當日，必有不可立方之故，或曾立

方而後世脫簡，皆未可知。豈東垣能立而仲景反不能立乎？但細按此證，恰

可與清暑益氣湯。曰可者，僅可而有所未盡之詞，尚望遇是證者，臨時斟酌盡善。至沈目南《金匱要略註》，謂當用辛涼甘寒，實於此證不合。蓋身重疼痛，證兼寒濕也。即目南自註，謂發熱惡寒，身重疼痛，其脈弦細芤遲，內暑而兼陰濕之變也。豈有陰濕而用甘寒，柔以濟柔之理！既曰陰濕，豈辛涼所能勝任！不待辯而自明。

清暑益氣湯方 辛甘化陽，酸甘化陰復法

黃耆一錢　黃柏一錢　麥冬二錢　青皮一錢　白朮一錢五分　升麻三分　當歸七分

炙草一錢　神曲一錢　人參一錢　澤瀉一錢　五味子八分　陳皮一錢　蒼朮一錢五分

葛根三分　生薑二片　大棗二枚

水五杯煮取二杯，渣再煮一杯，分溫三服。虛者得宜，實者禁用，汗不出而但熱者禁用。

二十四　手太陰暑溫，如上條證，但汗不出者，新加香薷飲主之。

證如上條，指形似傷寒。右脈洪大，左手反小，面赤口渴而言。但以汗

不能自出，表實爲異，故用香薷飲發暑邪之表也。按：香薷辛溫芳香，能由

肺之經而達其絡。鮮扁豆花，凡花皆散，取其芳香而散，且保肺液。以花易

豆者，惡其呆滯也。夏日所生之物，多能解暑，惟扁豆花爲最，如無花時，

用鮮扁豆皮，若再無此，用生扁豆皮。厚樸苦溫，能瀉實滿，厚樸，皮也，

雖走中焦，究竟肺主皮毛，以皮從皮，不爲治上犯中。若黃連、甘草，純然

裹藥，暑病初起，且不必用，恐引邪深入。故易以連翹、銀花，取其辛涼達

肺經之表，純從外走，不必走中也。溫病最忌辛溫，暑證不忌者，以暑必兼

濕。濕爲陰邪，非溫不解。故此方香薷、厚樸用辛溫，而餘則佐以辛涼云。

下文濕溫論中，不惟不忌辛溫，且用辛熱也。

新加香薷飲方 辛溫復辛涼法

香薷二錢　銀花三錢　鮮扁豆花三錢　厚樸二錢　連翹二錢

水五杯，煮取二杯。先服一杯，得汗止後服，不汗再服，服盡不汗，再作服。

二十五　手太陰暑溫，服香薷飲，微得汗，不可再服香薷飲，重傷其表。暑必傷氣，最令表虛，雖有餘證，知在何經，以法治之。

按：傷寒非汗不解，最喜發汗。傷風亦非汗不解，只宜解肌。溫病亦喜汗解，最忌發汗，只許辛涼解肌，辛溫又不可用。妙在導邪外出，俾營衛氣血調和，自然得汗，不必強責其汗也。若暑溫、濕溫則又不然，暑非汗不解，可用香薷發之。發汗之後，大汗不止，仍歸白虎法。固不比傷寒、傷風之漏汗不止，而必欲桂、附護陽此麻、桂之異其治，即異其法也。

實表，亦不可屢虛其表，致令厥脫也。觀古人暑門有生脈散法，其義自見。

二十六　手太陰暑溫，或已經發汗，或未發汗，而汗不止，煩渴而喘，脈洪大有力者，白虎湯主之。脈洪大而芤者，白虎加人參湯主之。身重者，濕也，白虎加蒼朮湯主之。汗多脈散大，喘喝欲脫者，生脈散主之。

此條與上文少異者，只已經發汗一句。

白虎加蒼朮湯方

即於白虎湯內，加蒼朮三錢。

汗多而脈散大，其爲陽氣發泄太甚，內虛不司留變可知。生脈散酸甘化陰，守陰所以留陽，陽留汗自止也。以人參爲君，所以補肺中元氣也。

生脈散方　酸甘化陰法

人參三錢　麥冬二錢，不去心　五味子一錢

斂為度。

水三杯，煮取八分二杯，分二次服。渣再煎服。脈不斂，再作服，以脈

二十七　手太陰暑溫，發汗後，暑證悉減。但頭微脹，目不了了，餘邪

不解者，清絡飲主之。邪不解而入中、下焦者，以中、下法治之。

既曰餘邪，不可用重劑明矣。只以芳香輕藥，清肺絡中餘邪足矣。倘病

深而入中、下焦，又不可以淺藥治深病也。

清絡飲方　辛涼芳香法

鮮荷葉邊二錢　鮮銀花二錢　西瓜翠衣二錢　鮮扁豆花一枝　絲瓜皮二錢

鮮竹葉心二錢

水二杯，煮取一杯，日二服。

二十八　手太陰暑溫，但咳無痰，咳聲清高者，清絡飲加甘草、桔梗、

甜杏仁、麥冬、知母主之。

咳而無痰，不嗽可知，咳聲清高，金音清亮，久咳則啞，偏於火而不兼濕也。即用清絡飲，清肺絡中無形之熱，加甘、桔開提，甜杏仁利肺而不傷氣，麥冬、知母保肺陰而制火也。

清絡飲加甘桔甜杏仁麥冬湯方

即於清絡飲內，加甘草一錢、桔梗二錢、甜杏仁二錢、麥冬三錢。

二十九　兩太陰暑溫，咳而且嗽，咳聲重濁，痰多不甚渴，渴不多飲者，小半夏加茯苓湯再加厚樸杏仁主之。

既咳且嗽，痰涎復多，咳聲重濁，重濁者，土音也，其兼足太陰濕土可知，不甚渴，渴不多飲，則其中之有水可知，此暑溫而兼水飲者也。故以小半夏加茯苓湯，蠲飲和中，再加厚樸、杏仁，利肺瀉濕，預奪其喘滿之路，

水用甘瀾，取其走而不守也。

此條應入濕溫，卻列於此處者，以與上條爲對待之文，可以互證也。

小半夏加茯苓湯再加厚樸杏仁方 辛溫淡法

半夏八錢　茯苓塊六錢　厚樸三錢　生薑五錢　杏仁三錢

甘瀾水八杯，煮取三杯，溫服，日三。

三十　脈虛，夜寐不安，煩渴舌赤，時有讝語，目常開不閉，或喜閉不開，暑入手厥陰也。手厥陰暑溫，清營湯主之。舌白滑者，不可與也。

夜寐不安，心神虛而陽不得入於陰也。煩渴舌赤，心用恣而心體虧也。時有讝語，神明欲亂也。目常開不閉，目爲火戶，火性急，常欲開以泄其火，且陽不下交於陰也。或喜閉不開者，陰爲亢陽所損，陰損則惡見陽光也。故以清營湯，急清營中之熱，而保離中之虛也。若舌白滑，不惟熱重，

濕亦重矣。濕重忌柔潤藥，當於濕溫例中求之，故曰不可與清營湯也。

清營湯方　鹹寒苦甘法

犀角三錢　　生地五錢　　元參三錢　　竹葉心一錢　　麥冬三錢　　丹參二錢　　黃

連一錢五分　銀花三錢　　連翹二錢，連心用

水八杯，煮取三杯，日三服。

三十一　手厥陰暑溫，身熱不惡寒，清神不了了，時時讝語者，安宮牛黃丸主之，紫雪丹亦主之。

身熱不惡寒，已無手太陰證。神氣欲昏而又時時讝語，不比上條時有讝語，謹防內閉，故以芳香開竅，苦寒清熱爲急。

安營牛黃丸、紫雪丹方義併見前

三十二　暑溫寒熱，舌白不渴，吐血者，名曰暑瘵，爲難治，清絡飲加

杏仁薏仁滑石湯主之。

寒熱，熱傷於表也，舌白不渴，濕傷於裏也，皆在氣分。而又吐血，是表裏氣血俱病。豈非暑瘵重證乎！此證純清則礙虛，純補則礙邪，故以清絡飲清血絡中之熱而不犯手。加杏仁利氣，氣爲血帥故也，薏仁、滑石利在裏之濕，冀邪退氣寧，而血可止也。

清絡飲加杏仁薏仁滑石湯方

即於清絡飲內加杏仁二錢、滑石末三錢、薏仁三錢，服法如前。

三十三　小兒暑溫，身熱，卒然痙厥，名曰暑癎，清營湯主之，亦可少與紫雪丹。

小兒之陰，更虛於大人，況暑月乎！一得暑溫，不移時，有過衛入營者，蓋小兒之臟腑薄也。血絡受火邪逼迫，火極而內風生，俗名急驚。混與

發散消導，死不旋踵。惟以清營湯，清營分之熱而保津液，使液充陽和，自

然汗出而解。斷斷不可發汗也。可少與紫雪者，清包絡之熱，而開內竅也。

三十四　大人暑癇，亦同上法。熱初入營，肝風內動，手足瘈瘲，可於

清營湯中加鉤藤、丹皮、羚羊角。

清營湯、紫雪丹　方法併見前

伏　暑

三十五　暑兼濕熱，偏於暑之熱者爲暑溫，多手太陰證而宜清。偏於暑之

濕者爲濕溫，多足太陰證而宜溫。濕熱平等者，兩解之，各宜分曉，不可混也。

此承上起下之文。按：暑溫、濕溫，古來方法最多精妙，不比前條溫病

毫無尺度。本論原可不必再議，特以《內經》有先夏至爲病溫，後夏至爲病

暑之明文。是暑與溫，流雖異而源則同。不得言溫而遺暑，言暑而遺濕。又

以歷代名家，悉有蒙混之弊。蓋夏日三氣雜感，本難條分縷析，惟葉氏心靈

手巧，精思過人，案中治法，絲絲入扣，可謂滙眾善以爲長者。惜時人不能

知其一二，然其法散見於案中，章程未定，淺學者讀之，有望洋之嘆，無怪

乎後人之無階而昇也。故本論摭拾其大概，粗定規模，俾學者有路可尋。精

妙甚多，不及備錄，學者仍當參考名家，細繹葉案，而後可以深造。再按：

張潔古云：靜而得之爲中暑，動而得之爲中熱。中暑者陰證，中熱者陽證。

嗚呼！潔古筆下如是不了了，後人奉以爲規矩準繩，此醫道之所以難言也。

試思中暑，竟無動而得之者乎！中熱竟無靜而得之者乎！似難以動靜二字分

暑熱。又云：中暑者陰證，暑字從日，日豈陰物乎！暑中有火，火豈陰邪

乎！暑中有陰耳，濕是也，非純陰邪也。中熱者陽證，斯語誠然。要知熱中

亦兼穢濁，穢濁亦陰類也。是中熱非純無陰也。蓋潔古所指之中暑，即本論

後文之濕溫也。其所指之中熱，即本論前條之溫熱也。張景岳又細分陰暑、

陽暑，所謂陰暑者，即暑之偏於濕而成足太陰之裏證也。陽暑者，即暑之偏

於熱而成手太陰之表證也。學者非目無全牛，不能批隙中窾，宋元以來之名

醫，多自以爲是而不求之自然之法象，無怪乎道之常不明，而時人之隨手殺

人也。可勝慨哉！

汪按：偏濕偏熱，傷手傷足，挈領提綱，可謂不易之論。學者從此認清，

自不患動手便錯矣。又按：潔古所謂動者，指奔走勞役之人，觸冒天地之熱

氣而病者也。所謂靜者，指富貴安逸之人，納涼於高堂大廈以避熱而中濕者

也。然動者亦有時中濕，靜者亦有時中熱，未可拘執。靜者一種內，又有乘

涼飲冷，無濕氣而但中寒氣，應用桂枝大順，甚則理中、四逆者，此即夏月傷寒，當一一條分縷晰也。至景岳於六氣治法，全未入門，無足置論。

三十六　長夏受暑，過夏而發者，名曰伏暑。霜未降而發者少輕，霜既降而發者則重，冬日發者尤重。子午丑未之年，爲多也。

長夏盛暑，氣壯者不受也。稍弱者但頭暈片刻，或半日而已，次則即病。其不即病而內捨於骨髓，外捨於分肉之間者，氣虛者也。蓋氣虛不能傳送暑邪外出，必待秋涼金氣相搏而後出也。金氣本所以退煩暑，金欲退之，而暑無所藏，故伏暑病發也。其有氣虛甚者，雖金風亦不能擊之使出，必待深秋大涼，初冬微寒相逼而出，故爲尤重也。子午丑未之年，爲獨多者，子午君火司天，暑本於火也。丑未濕土司天，暑得濕則留也。

三十七　頭痛微惡寒，面赤煩渴，舌白，脈濡而數者，雖在冬月，猶爲

太陰伏暑也。

頭痛惡寒，與傷寒無異。面赤煩渴，則非傷寒矣，然猶似傷寒陽明證。若脈濡而數，則斷斷非傷寒矣。蓋寒脈緊，風脈緩，暑脈弱，濡則弱之象，弱即濡之體也。濡即離中虛，火之象也，緊即坎中滿，水之象也。火之性熱，水之性寒，象各不同，性則迥異。何世人悉以伏暑作傷寒治，而用足六經羌、葛、柴、芩每每殺人哉！象各不同性則迥異。故曰雖在冬月，定其非傷寒而爲伏暑也。冬月猶爲伏暑，秋日可知。伏暑之與傷寒，猶男女之別，一則外實中虛，一則外虛中實，豈可混哉！

三十八　太陰伏暑，舌白口渴，無汗者，銀翹散去牛蒡、元參加杏仁、滑石主之。

此邪在氣分，而表實之證也。

三十九　太陰伏暑，舌赤口渴，無汗者，銀翹散加生地、丹皮、赤芍、麥冬主之。

此邪在血分，而表實之證也。

四十　太陰伏暑，舌白口渴，有汗或大汗不止者，銀翹散去牛蒡子、元參、芥穗，加杏仁、石膏、黃芩主之。脈洪大，渴甚，汗多者，仍用白虎法。脈虛大而芤者，仍用人參白虎法。

此邪在氣分，而表虛之證也。

四十一　太陰伏暑，舌赤口渴，汗多，加減生脈散主之。

此邪在血分，而表虛之證也。

銀翹散去牛蒡子元參加杏仁滑石方

即於銀翹散內，去牛蒡子、元參，加杏仁六錢、飛滑石一兩，服如銀翹

散法。胸悶加鬱金四錢、香豉四錢。嘔而痰多，加半夏六錢、茯苓六錢。小

便短，加薏仁八錢、白通草四錢。

銀翹散加生地丹皮赤芍麥冬方

即於銀翹散內，加生地六錢、丹皮四錢、赤芍四錢、麥冬六錢，服法

如前。

銀翹散去牛蒡子元參芥穗加杏仁石膏黃芩方

即於銀翹散內，去牛蒡子、元參、芥穗，加杏仁六錢、生石膏一兩、黃

芩五錢，服法如前。

白虎法、白虎加人參法　俱見前

加減生脈散方　酸甘化陰法

沙參三錢　麥冬三錢　五味子一錢　丹皮二錢　細生地三錢

水五杯，煮二杯，分溫，再服。

四十二　伏暑，暑溫，濕溫，證本一源。前後互參，不可偏執。

濕　溫

四十三　頭痛惡寒，身重疼痛，舌白不渴，脈弦細而濡，面色淡黃，胸悶不飢，午後身熱，狀若陰虛，病難速已，名曰濕溫。汗之則神昏耳聾，甚則目瞑不欲言，下之則洞泄，潤之則病深不解。長夏、深秋、冬日同法，三仁湯主之。

頭痛惡寒，身重疼痛，有似傷寒，脈弦濡則非傷寒矣。舌白不渴，面色淡黃，則非傷暑之偏於火者矣。胸悶不飢，濕閉清陽道路也。午後身熱，狀

若陰虛者，濕為陰邪，陰邪自旺於陰分，故與陰虛同一，午後身熱也。濕為陰邪，自長夏而來，其來有漸，且其性氤氳粘膩，非若寒邪之一汗即解，溫熱之一涼即退，故難速已。世醫不知其為濕溫，見其頭痛惡寒，身重疼痛也，以為傷寒而汗之，汗傷心陽，濕隨辛溫發表之藥蒸騰上逆。內蒙心竅則神昏，上蒙清竅則耳聾，目瞑不言。見其中滿不飢，以為停滯而大下之，誤下傷陰而重抑脾陽之升。脾氣轉陷，濕邪乘勢內潰，故洞泄。見其午後身熱，以為陰虛而用柔藥潤之，濕為膠滯陰邪，再加柔潤陰藥，二陰相合，同氣相求，遂有錮結而不可解之勢。惟以三仁湯輕開上焦肺氣。蓋肺主一身之氣，氣化則濕亦化也。濕氣瀰漫，本無形質，以重濁滋味之藥治之，愈治愈壞。伏暑濕溫，吾鄉俗名秋呆子，悉以陶氏六書法治之，不知從何處學來。醫者呆，反名病呆，不亦誣乎！再按：濕溫較諸溫病勢雖緩而實重。上焦最少，病勢

不甚顯張。中焦病最多，詳見中焦篇。以濕爲陰邪故也，當於中焦求之。

三仁湯方

杏仁五錢　飛滑石六錢　白通草二錢　白蔻仁二錢　竹葉二錢　厚樸二錢

薏仁六錢　半夏五錢　生

甘瀾水八碗，煮取三碗，每服一碗，日三服。

四十四　濕溫，邪入心包，神昏肢逆，清宮湯去蓮心、麥冬，加銀花、赤小豆皮煎送至寶丹，或紫雪丹亦可。

濕溫着於經絡，多身痛身熱之候。醫者誤以爲傷寒而汗之，遂成是證。仲景謂濕家忌發汗，發汗則病痙。濕熱相搏，循經入絡，故以清宮湯清包中之熱邪，加銀花、赤豆，以清濕中之熱，而又能直入手厥陰也。至寶丹去穢濁復神明，若無至寶，即以紫雪代之。

清宮湯去蓮心麥冬加銀花赤小豆皮方

犀角一錢　連翹心三錢　元參心二錢　竹葉心二錢　銀花二錢　赤小豆皮三錢

至寶丹、紫雪丹方併見前

四十五　濕溫，喉阻咽痛，銀翹馬勃散主之。

肺主氣，濕溫者，肺氣不化，鬱極而一陰一陽謂心與膽也之火俱結也。蓋金病不能平木，木反挾心火來刑肺金。喉即肺系，其閉在氣分者即阻，閉在血分者，即痛也，故以輕藥開之。

銀翹馬勃散方辛涼微苦法

連翹一兩　牛蒡子六錢　銀花五錢　射干三錢　馬勃二錢

右杵爲散，服如銀翹散法。不痛但阻甚者，加滑石六錢、桔梗五錢、葦根五錢。

四十六　太陰濕溫，氣分痺鬱而噦者俗名為呃，宣痺湯主之。

上焦清陽膹鬱，亦能致噦，治法故以輕宣肺痺為主。

宣痺湯苦辛通法

枇杷葉二錢　鬱金一錢五分　射干一錢　白通草一錢　香豆豉一錢五分

水五杯，煮取二杯，分二次服。

四十七　太陰濕溫，喘促者，千金葦莖湯加杏仁滑石主之。

《金匱》謂喘在上焦，其息促，太陰濕蒸為痰，喘息不寧，故以葦莖湯輕宣肺氣，加杏仁、滑石利竅而逐熱飲。若寒飲喘咳者，治屬飲家，不在此例。

千金葦莖湯加滑石杏仁湯辛淡法

葦莖五錢　薏苡仁五錢　桃仁二錢　冬瓜仁二錢　滑石三錢　杏仁三錢

水八杯，煮取三杯，分三次服。

四十八　《金匱》謂太陽中暍，身熱疼痛而脈微弱，此以夏月傷冷水，水行皮中所致也。一物瓜蒂湯主之。

此熱少濕多，陽鬱致病之方法也。瓜蒂湧吐其邪，暑濕俱解，而清陽復闢矣。

一物瓜蒂湯方

瓜蒂　二十個

右搗碎，以逆流水八杯，煮取三杯。先服一杯，不吐再服，吐停後服。

虛者加參蘆三錢。

四十九　寒濕傷陽，形寒脈緩，舌淡或白滑不渴，經絡拘束，桂枝薑附湯主之。

按寒濕傷表陽，中經絡之證，《金匱》論之甚載寒濕所以互證濕溫也。

詳，茲不備錄。獨採葉案一條，以見濕寒濕溫不可混也。形寒脈緩，舌白不

渴，而經絡拘束，全係寒證。故以薑、附溫中，白朮燥濕，桂枝通行表陽也。

桂枝薑附湯　苦辛熱法

桂枝六錢　乾薑三錢　白朮三錢，生　熟附子三錢

水五杯，煮取二杯，渣再煮，一杯服。

溫　瘧

五十　骨節疼煩，時嘔，其脈如平，但熱不寒，名曰溫瘧，白虎加桂枝

湯主之。

陰氣先傷，陽氣獨發，故但熱不寒，令人消爍肌肉，與伏暑相似，亦溫

病之類也。彼此實足以相混，故附於此，可以參觀而併見。治以白虎加桂枝

湯者，以白虎保肺清金，峻瀉陽明獨勝之熱，使不消爍肌肉。單以桂枝一

味，領邪外出，作嚮導之官，得熱因熱用之妙。《經》云：奇治之不治，則

偶治之，偶治之不治，則求其屬以衰之是也。又謂之複方。

白虎加桂枝湯方 辛涼苦甘復辛溫法

知母 六錢　生石膏 一兩六錢　粳米 一合　桂枝木 三錢　炙甘草 二錢

水八碗，煮取三碗，先服一碗，得汗爲度。不知再服，知後仍服一劑，

中病即已。

五十一　但熱不寒，或微寒多熱，舌乾口渴，此乃陰氣先傷，陽氣獨

發，名曰癉瘧，五汁飲主之。

仲景於癉瘧條下，謂以飲食消息之，併未出方。調如是重病而不用藥，

特出飲食二字，重胃氣可知。陽明於臟象爲陽土，於氣運爲燥金，病係陰傷

陽獨，法當救陰何疑。重胃氣，法當救胃陰何疑。制陽土燥金之偏勝，配孤

陽之獨六，非甘寒柔潤而何？此喻氏甘寒之論，其超卓無比倫也，葉氏宗

之。後世學者，咸當宗之矣。

五汁飲 方見前

加減法：此甘寒救胃陰之方也。欲清表熱，則加竹葉、連翹。欲瀉陽明

獨勝之熱，而保肺之化源，則加知母。欲救陰血，則加生地、元參。欲宣肺

氣，則加杏仁。欲行三焦開邪出路，則加滑石。

五十二　舌白渴飲，咳嗽頻仍，寒從背起，伏暑所致，名曰肺瘧，杏仁

湯主之。

肺瘧，瘧之至淺者。肺瘧雖云易解，稍緩則深，最忌用治瘧印板俗例之

小柴胡湯。蓋肺去少陽半表半裏之界尚遠，不得引邪深入也。故以杏仁湯輕

宣肺氣，無使邪聚則愈。

杏仁湯方　苦辛寒法

杏仁三錢　黃芩一錢五分　連翹一錢五分　滑石三錢　桑葉一錢五分　茯苓塊三錢

白蔻皮八分　梨皮二錢

水三杯，煮取二杯，日再服。

五十三　熱多昏狂，讝語煩渴，舌赤中黃，脈弱而數，名曰心瘧，加減

銀翹散主之。兼穢，舌濁，口氣重者，安宮牛黃丸主之。

心瘧者，心不受邪，受邪則死。瘧邪始受在肺，逆傳心包絡。其受之淺

者，以加減銀翹散清肺與膈中之熱，領邪出衛。其受之重者，邪閉心包之

竅，則有閉脫之危，故以牛黃丸，清宮城而安君主也。

加減銀翹散方 辛涼兼芳香法

連翹十分　銀花八分　元參五分　麥冬五分，不去心　犀角五分　竹葉三分

共爲粗末，每服五錢，煎成去渣，點荷葉汁二、三茶匙。日三服。

安宮牛黃丸方 見前

秋　燥

五十四　秋感燥氣，右脈數大，傷手太陰氣分者，桑杏湯主之。

前人有云：六氣之中，惟燥不爲病，似不盡然。蓋以《內經》少秋感於燥一條，故有此議耳。如陽明司天之年，豈無燥金之病乎？大抵春秋二令，氣候較夏冬之偏寒偏熱爲平和。其由於冬夏之伏氣爲病者多，其由於本氣自

病者少。其由於伏氣而病者重，本氣自病者輕耳。其由於本氣自病之燥證，

初起必在肺衛，故以桑杏湯清氣分之燥也。

桑杏湯方　辛涼法

桑葉一錢　杏仁一錢五分　沙參二錢　象貝一錢　香豉一錢　栀皮一錢　梨皮一錢

水二杯，煮取一杯，頓服之。重者再作服。

輕藥不得重用，重用必過病所。再一次煮成三杯，其二三次之氣味必變，藥

之氣味俱輕故也。

五十五　感燥而咳者，桑菊飲主之。

亦救肺衛之輕劑也。

桑菊飲方　見前

五十六　燥傷肺胃陰分，或熱或咳者，沙參麥冬湯主之。

此條較上二條則病深一層矣，故以甘寒救其津液。

沙參麥冬湯甘寒法

沙參三錢　玉竹二錢　生甘草一錢　冬桑葉一錢五分　麥冬三錢　生扁豆一錢五分

花粉一錢五分

水五杯，煮取二杯，日再服。久熱久咳者，加地骨皮三錢。

五十七　燥氣化火，清竅不利，清竅不利者，翹荷湯主之。

清竅不利，如耳鳴目赤，齦脹咽痛之類，翹荷湯者，亦清上焦氣分之燥熱也。

翹荷湯辛涼法

薄荷一錢五分　連翹一錢五分　生甘草一錢　黑梔皮一錢五分　桔梗二錢　綠豆皮二錢

水二杯，煮取一杯，頓服之。日服二劑，甚者日三。

加減法：耳鳴者，加羚羊角、苦丁茶。目赤者，加鮮菊葉、苦丁茶、夏枯草。咽痛者，加牛蒡子、黃芩。

五十八　諸氣膹鬱，諸痿喘嘔之因於燥者，喻氏清燥救肺湯主之。

喻氏云：諸氣膹鬱之屬於肺者，屬於肺之燥也。而古今治氣鬱之方，用辛香行氣，絕無一方治肺之燥者。諸痿喘嘔之屬於上者，亦屬於肺之燥也。而古今治法以痿嘔屬陽明，以喘屬肺，是則嘔與痿，屬之中下，而惟喘屬之上矣。所以千百方中，亦無一方及於肺之燥也。即喘之屬於肺者，非表即下，非行氣即瀉氣，間有一二用潤劑者，又不得其肯綮。總之《內經》六氣，脫誤秋傷於燥一氣，指長夏之濕，爲秋之燥，後人不敢更端其說。置此一氣於不理，即或明知理燥，而用藥夾雜，如弋獲飛蟲，茫無定法示人也。

今擬此方，命名清燥救肺湯，大約以胃氣爲主，胃土爲肺金之母也。其天門

冬雖能保肺，然味苦而氣滯，恐反傷胃阻痰，故不用也。其知母能滋腎水清

肺金，亦以苦而不用。至如苦寒降火正治之藥，尤在所忌。蓋肺金自至於

燥，所存陰氣不過一線耳。倘更以苦寒下其氣，傷其胃，其人尚有生理乎！

誠倣此增損以救肺燥，變生諸證，如沃焦救焚，不厭其頻，庶克有濟耳。

清燥救肺湯方　辛涼甘潤法

石膏二錢五分　　甘草一錢　　霜桑葉三錢　　人參七分　　杏仁七分，泥　　胡麻仁

一錢，
炒，研　　阿膠八分　　麥冬二錢，
不去心　　枇杷葉六分，去
淨毛，炙

水一碗，煮六分，頻頻二、三次溫服。　痰多加貝母、瓜蔞，血枯加生地

黃，熱甚加犀角、羚羊角，或加牛黃。

問心堂溫病條辨中焦篇

風溫　溫熱　溫疫　溫毒　冬溫

一　面目俱赤，語聲重濁，呼吸俱粗，大便閉，小便澀，舌苔老黃，甚則黑有芒刺，但惡熱，不惡寒，日晡益甚者，傳至中焦，陽明溫病也。脈浮洪，燥甚者，白虎湯主之。脈沉數有力，甚則脈體反小而實者，大承氣湯主之。暑溫、濕溫、溫瘧，不在此例。

陽明之脈榮於面，《傷寒論》謂陽明病，面緣緣正赤，火盛必剋金，故目白睛亦赤也。語聲重濁，金受火刑而音不清也。呼吸俱粗，謂鼻息來去俱

粗，其粗也平等，方是實證。若來粗去不粗，去粗來不粗，或竟不粗，則非

陽明實證，當細辨之。粗則喘之漸也。

通而陰氣不化也。口燥渴，火爍津也。大便閉，陽明實也。小便澀，火腑不

按：《靈樞》論諸臟溫病，獨肺溫病有舌苔之明文，餘則

無有。可見舌苔乃胃中濁氣，薰蒸肺臟，肺氣不化而然。甚則黑者，黑，水色也，火極而似水

也。又水勝火，大凡五行之極盛，必兼勝己之形。芒刺，苔久不化，熱極而

起堅硬之刺也。倘刺軟者，非實證也。不惡寒，但惡熱者，傳至中焦，已無

肺證。陽明者，兩陽合明也。溫邪之熱，與陽明之熱相搏，故但惡熱也。或

用白虎，或用承氣者，證同而脈異也。浮洪燥甚，邪氣近表，脈浮者不可

下。凡逐邪者，隨其所在，就近而逐之。脈浮則出表爲順，故以白虎之金颸

以退煩熱。若沉小有力，病純在裏，則非下奪不可矣，故主以大承氣。按：

吳又可《溫疫論》中云：舌苔邊白但見中微黃者，即加大黃，甚不可從。雖

云傷寒重在誤下，溫病重在誤汗，即誤下不似傷寒之逆之甚。究竟承氣非可輕嘗之品，故云舌苔老黃，甚則黑有芒刺，脈體沉實的，係燥結痞滿，方可用之。

或問：子言溫病以手經主治，力闢用足經藥之非。今亦云陽明證者何，陽明特非足經乎？曰陽明如市，胃爲十二經之海，土者萬物之所歸也，諸病未有不過此者。前人云：傷寒傳足不傳手，誤也。一人不能分爲兩截，總之傷寒由毛竅而谿，谿，肉之分理之小者。由谿而谷，谷，肉之分理之大者。由谷而孫絡，孫絡，絡之至細者。由孫絡而大絡，由大絡而經，此經即太陽經也。始太陽，終厥陰。傷寒以足經爲主，未始不關手經也。溫病由口鼻而入，鼻氣通於肺，口氣通於胃，肺病逆傳則爲心包，上焦病不治則傳中焦，胃與脾也。中焦病不治，即傳下焦，肝與腎也。始上焦，終下焦。溫病以手

經爲主，未始不關足經也。但初受之時，斷不可以辛溫發其陽耳。蓋傷寒傷

人身之陽，故喜辛溫、甘溫、苦熱，以救其陽。溫病傷人身之陰，故喜辛

涼、甘寒、甘鹹，以救其陰。彼此對勘，自可瞭然於心目中矣。

白虎湯 方見上焦篇

大承氣湯方

大黃六錢　芒硝三錢　厚樸三錢　枳實三錢

水八杯，先煮枳、樸，後納大黃、芒硝，煮取三杯。先服一杯，約二時

許，得利止後服。不知，再服一杯。再不知，再服。

方論：此苦辛通降，鹹以入陰法。承氣者，承胃氣也。蓋胃之爲腑，體

陽而用陰。若在無病時，本係自然下降。今爲邪氣蟠踞於中，阻其下降之

氣，胃雖自欲下降而不能，非藥力助之不可。故承氣湯通胃結，救胃陰，仍

係承胃腑本來下降之氣，非有一毫私智穿鑿於其間也，故湯名承氣。學者若

真能透徹此義，則施用承氣，自無弊竇。大黃蕩滌熱結，芒硝入陰軟堅，積

實開幽門之不通，厚樸瀉中宮之實滿，厚樸分量不似《傷寒論》中重用者，治溫與治寒不同，畏其燥也。曰大承氣者，

合四藥而觀之，可謂無堅不破，無微不入，故曰大也。非真正實熱蔽痼，氣

血俱結者，不可用也。若去入陰之芒硝，則云小矣。去枳、樸之攻氣結，加

甘草以和中，則云調胃矣。

二　**陽明溫病，脈浮而促者，減味竹葉石膏湯主之。**

脈促，謂數而時止，如趨者過急，忽一蹶然。其勢甚急，故以辛涼透表

重劑，逐邪外出則愈。

減味竹葉石膏湯方　辛涼合甘寒法

竹葉五錢　石膏八錢　麥冬六錢　甘草三錢

水八杯，煮取三杯，一時服一杯，約三時令盡。

三　陽明溫病，諸證悉有而微，脈不浮者，小承氣湯微和之。

以陽明溫病發端者，指首條所列陽明證而言也。後凡言陽明溫病者做此。諸證悉有，以非下不可，微則未至十分亢害，但以小承氣通和胃氣則愈，無庸芒硝之軟堅也。

四　陽明溫病，汗多譫語，舌苔老黃而乾者，宜小承氣湯。

汗多，津液散而大便結，苔見乾黃，譫語因結糞而然，故宜承氣。

五　陽明溫病，無汗，小便不利，譫語者，先與牛黃丸。不大便，再與調胃承氣湯。

無汗而小便不利，則大便未定成鞭，譫語之不因燥屎可知。不因燥屎而譫語者，猶係心包絡證也。故先與牛黃丸，以開內竅，服牛黃丸，內竅開，

大便當下，蓋牛黃丸亦有下大便之功能。其仍然不下者，無汗則外不通，大

小便俱閉則內不通，邪之深結於陰可知。故取芒硝之鹹寒，大黃、甘草之甘

苦寒，不取枳、樸之辛燥也。傷寒之讝語，捨燥屎無他證。一則寒邪不兼穢

濁，二則由太陽而陽明。溫病讝語，有因燥屎，有因邪陷心包，一則溫多兼

穢，二則自上焦心、肺而來。學者常須察識，不可歧路亡羊也。

六　陽明溫病，面目俱赤，肢厥甚則通體皆厥，不瘛瘲，但神昏，不大

便，七、八日以外，小便赤，脈沉伏，或並脈亦厥，胸腹滿堅，甚則拒按，

喜涼飲者，大承氣湯主之。

此一條須細辨。其的是火極似水，熱極而厥之證，方可用之。全在目

赤，小便赤，腹滿堅，喜涼飲定之。

大承氣湯 方法併見前

七　陽明溫病，純利稀水無糞者，謂之熱結旁流，調胃承氣湯主之。

熱結旁流，非氣之不通，不用枳、樸，獨取芒硝入陰以解熱結，反以甘草緩芒硝急趨之性，使之留中解結。不然結不下而水獨行，徒使藥性傷人也。吳又可用大承氣湯者，非是。

時甚者，屬下焦。

八　陽明溫病，實熱壅塞，為噦者下之，連聲噦者中焦，聲斷續，時微噦，下之裏氣得通則止，但其兼證之輕重，難以預料，故但云下之而不定方，以俟臨證者自為採取耳。再按中焦實證之噦，噦必連聲緊促者，胃氣大實，逼迫肺氣不得下降，兩相攻擊而然。若或斷或續，乃下焦沖虛之噦，其噦之來路也遠，故其聲斷續也，治屬下焦。

《金匱》謂噦而腹滿，視其前後，知何部不利，利之即愈。陽明實熱之

九　陽明溫病，下利讝語，陽明脈實，或滑疾者，小承氣湯主之。脈不實者，牛黃丸主之，紫雪丹亦主之。

下利讝語，柯氏謂腸虛胃實，故取大黃之濡胃，無庸芒硝之潤腸。本論有脈實，脈滑疾，脈不實之辨，恐心包絡之讝語而誤以承氣下之也。仍主芳香開竅法。

小承氣湯方 苦辛通法重劑

大黃 五錢　厚樸 二錢　枳實 一錢

水八杯，煮取三杯，先服一杯。得宿糞，止後服，不知再服。

調胃承氣湯 熱淫於內，治以鹹寒，佐以甘苦法

大黃 三錢　芒硝 五錢　生甘草 二錢

牛黃丸 方論，併見上焦篇

十　溫病三焦俱急，大熱大渴，舌燥，脈不浮而躁甚，舌色金黃，痰涎壅甚，不可單行承氣者，承氣合小陷胸湯主之。

三焦俱急，謂上焦未清，已入中焦陽明。大熱大渴，脈躁苔焦，陽土燥烈，煎熬腎水，不下則陰液立見消亡，下則引上焦餘邪陷入，恐成結胸之證。故以小陷胸合承氣湯，滌三焦之邪，一齊俱出。此因病急，故方亦急也。然非審定是證，不可用是方也。

承氣合小陷胸湯方 苦辛寒法

生大黃 五錢　厚樸 二錢　枳實 二錢　半夏 三錢　栝蔞 三錢　黃連 二錢

水八杯，煮取三杯，先服一杯。不下，再服一杯，得快利，止後服。不便再服。

紫雪丹 方論，併見上焦篇

十一　陽明溫病，無上焦證，數日不大便，當下之。若其人陰素虛，不可行承氣者，增液湯主之。服增液湯已，周十二時觀之，若大便不下者，合調胃承氣湯微和之。

此方所以代吳又可承氣養榮湯法也，妙在寓瀉於補，以補藥之體，作瀉藥之用。既可攻實，又可防虛。余治體虛之溫病，與前醫誤傷津液，不大便，半虛半實之證，專以此法救之，無不應手而效。

徵按：二十年來，予以此法救溫病體虛之當下者，取效屢矣。頗以為獨得之奇，而不知鞠通之有是方也，所見畧同。

增液湯方　鹹寒苦甘法

元參 一兩　　麥冬 八錢，連心　　細生地 八錢

水八杯，煮取三杯，口乾則與飲，令盡。不便，再作服。

方論：溫病之不大便，不出熱結、液乾二者之外。其偏於陽邪熾甚，熱結之實證，則從承氣法矣。其偏於陰虧液涸之半虛半實證，則不可混施承氣，故以此法代之。獨取元參爲君者，元參味苦鹹微寒，壯水制火，通二便，啟腎水上潮於天。其能治液乾，固不待言，《本經》稱其主治腹中寒熱積聚，其併能解熱結可知。麥冬主治心腹結氣，傷中傷飽，胃絡脈絕，羸瘦短氣、亦係能補能潤能通之品，故以爲之佐。生地亦主寒熱積聚，逐血痺，用細者，取其補而不膩，兼能走絡也。三者合用，作增水行舟之計，故湯名增液，但非重用不爲功。本論於陽明下證，峙立三法：熱結液乾之大實證，則用大承氣。偏於熱結而液不乾者，旁流是也，則用調胃承氣。偏於液乾多而熱結少者，則用增液，所以迴護其虛，務存津液之心法也。

按：吴又可純恃承氣以為攻病之具，用以得當，則效。用之不當，其弊有三：一則邪在心包陽明兩處，不先開心包，徒攻陽明，下後仍然昏惑讝語，亦將如之何哉！吾知其必不救矣；二則體虧液涸之人，下後作戰汗，或隨戰汗而脫，或不蒸汗徒戰而脫；三者下後雖能戰汗，以陰氣大傷，轉成上嗽下泄，夜熱早涼之怯證。補陽不可，救陰不可，有延至數月而死者，有延至歲餘而死者，其死均也。在又可當日，溫疫盛行之際，非尋常溫病可比。又初創溫病治法，自有矯枉過正，不暇詳審之處，斷不可概施於今日也。本論分別可與不可與，可補不可補之處，以俟明眼裁定，而又為此按語於後，奉商天下之欲救是證者。至若張氏、喻氏，有以甘溫辛熱立法者，濕溫有可用之處，然須兼以苦泄淡滲。蓋治外邪，宜通不宜守也。若風溫、溫熱、溫疫、溫毒，斷不可從。

十二　陽明溫病，下後汗出，當復其陰，益胃湯主之。

溫熱本傷陰之病，下後邪解汗出，汗亦津液之化，陰液受傷，不待言矣，故云當復其陰。此陰，指胃陰而言。蓋十二經皆稟氣於胃，胃陰復而氣降得食，則十二經之陰皆可復矣。欲復其陰，非甘涼不可。湯名益胃者，胃體陽而用陰，取益胃用陰之義也。下後急議復陰者，恐將來液虧燥起，而成乾咳身熱之怯證也。

益胃湯方　甘涼法

沙參三錢　麥冬五錢　冰糖一錢　細生地五錢　玉竹炒香一錢五分，

水五杯，煮取二杯，分兩次服。渣再煮一杯服。

十三　下後無汗，脈浮者，銀翹湯主之。脈浮洪者，白虎湯主之。脈洪而芤者，白虎加人參湯主之。

此下後邪氣還表之證也。溫病之邪，上行極而下，下行極而上，下後裏

氣得通，欲作汗而未能，以脈浮驗之，知不在裏而在表。逐邪者，隨其性

而宣泄之，就其近而引導之，故主以銀翹湯。增液爲作汗之具，仍以銀花、

連翹解毒而輕宣表氣，蓋亦辛涼合甘寒輕劑法也。若浮而且洪，熱氣熾甚，

津液立見銷亡，則非白虎不可。若洪而且芤，金受火克，元氣不支，則非加

人參不可矣。

銀翹湯方　辛涼合甘寒法

銀花　五錢　　連翹　三錢　　竹葉　二錢　　生甘草　一錢　　麥冬　四錢　　細生地　四錢

白虎湯、白虎加人參湯　方論，併見前

十四　下後無汗，脈不浮而數，清燥湯主之。

無汗而脈數，邪之未解可知。但不浮，無領邪外出之路。既下之後，又

無連下之理，故以清燥法，增水敵火，使不致爲災。一半日後相機易法，即

吳又可下後間服緩劑之法也。但又可清燥湯中用陳皮之燥，柴胡之昇，當歸

之辛竄，津液何堪！以燥清燥，有是理乎！此條乃用其法而不用其方。

清燥湯方 甘涼法

麥冬 五錢　知母 二錢　人中黃 一錢五分　細生地 五錢　元參 三錢

水八杯，煮取三杯，分三次服。

加減法：咳嗽膠痰，加沙參三錢、桑葉一錢五分、梨汁半酒杯、牡蠣三

錢、牛蒡子三錢。

按：吳又可咳嗽膠痰之證，而用蘇子、橘紅、當歸，病因於燥而用燥

藥，非也。在濕溫門中不禁。

十五　下後數日，熱不退，或退不盡，口燥咽乾，舌苔乾黑，或金黃

色，脈沉而有力者，護胃承氣湯微和之。脈沉而弱者，增液湯主之。

溫病下後，邪氣已淨，必然脈靜身涼。邪氣不淨，有延至數日邪氣復聚於胃，須再通其裏者，甚至屢下而後淨者，誠有如吳又可所云，但正氣日虛一日，陰津日耗一日，須加意防護其陰，不可稍有鹵莽，是在任其責者臨時斟酌盡善耳。吳又可於邪氣復聚之證，但主以小承氣，本論於此處分別立法。

護胃承氣湯方 苦甘法

生大黃三錢　元參三錢　細生地三錢　丹皮二錢　知母二錢　麥冬三錢，連心

水五杯，煮取二杯，先服一杯。得結糞，止後服。不便再服。

增液湯 方見前

十六　陽明溫病，下後二、三日，下證復現，脈不甚沉，或沉而無力，

止可與增液，不可與承氣。

此恐犯數下之禁也。

汪按：邪不傳不化，傳表傳裏，因勢導之。溫熱之證，有解表之邪復表；攻裏之後，邪復聚裏；或解表之後，邪入於裏；攻裏之後，邪還於表；甚至溫疫邪熾，有下至數十次而後愈者。誠如吳氏所云，總要看其邪正虛實，以定清熱養陰之進退。大抵滋陰不厭頻煩，攻下切須慎重。蓋下後虛邪，與未下實邪不同，攻下稍緩，斷無大害，元氣一敗，無可挽回也。邪少正虛，但與滋陰，便可滌邪，增液益胃之屬酌用。邪虛兩停，滋陰之中，畧佐滌邪，護胃承氣主之。即邪熾正未虛者，亦以增液爲主。燥結甚者，間服增液承氣，約小其制，方合下後治法。

十七　陽明溫病，下之不通，其證有五：應下失下，正虛不能運藥，不

運藥者死，新加黃龍湯主之；喘促不寧，痰涎壅滯，右寸實大，肺氣不降

者，宣白承氣湯主之；左尺牢堅，小便赤痛，時煩渴甚，導赤承氣湯主之；津液不

邪閉心包，神昏舌短，內竅不通，飲不解渴者，牛黃承氣湯主之；津液不

足，無水舟停者，間服增液，再不下者，增液承氣湯主之。

《經》謂下不通者死。蓋下而至於不通，其爲危險可知，不忍因其危險難

治而遂棄之。茲按溫病中下之不通者，共有五因：其因正虛不運藥者，正氣

既虛，邪氣復實，勉擬黃龍法，以人參補正，以大黃逐邪，以冬地增液，邪

退正存一線，即可以大隊補陰而生，此邪正合治法也；其因肺氣不降，而裏

證又實者，必喘促寸實，則以杏仁、石膏，宣肺氣之痹，以大黃逐陽胃之結，

此臟腑合治法也；其因火腑不通，左尺必現牢堅之脈，左尺，小腸脈也，俗候於左寸者非，細考《內經》自知。

小腸熱盛，下注膀胱，小便必涓滴赤且痛也，則以導赤去淡通之陽藥，加

連、柏之苦通火腑，大黃、芒硝承胃氣而通大腸，此二腸同治法也；其因邪閉心包，內竅不通者，前第五條已有先與牛黃丸，再與承氣之法。此條係已下而不通，舌短神昏，閉已甚矣。飲不解渴，消亦甚矣。較前條僅僅讝語，則更急而又急，立刻有閉脫之虞。陽明大實不通，有消亡腎液之虞，其勢不可少緩須臾。則以牛黃丸開手少陰之閉，以承氣急瀉陽明，救足少陰之消，此兩少陰合治法也。再此條亦係三焦俱急，當與前第九條用承氣陷胸合法者參看；其因陽明太熱，津液枯燥，水不足以行舟，而結糞不下者，非增液不可。服增液兩劑，法當自下。其或臟燥太甚之人，竟有不下者，則以增液合調胃承氣湯，緩緩與服。約二時服半杯沃之，此一腑中氣血合治法也。

新加黃龍湯　苦甘鹹法

細生地五錢　生甘草二錢　人參一錢五分，另煎　生大黃三錢　芒硝一錢　元參五錢

麥冬五錢，連心　當歸一錢五分　海參二條，洗　薑汁六匙

水八杯，煮取三杯，先用一杯，沖參汁五分，薑汁二匙，頓服之。如腹中有響聲，或轉矢氣者，爲欲便也。候一二時不便，再如前法服一杯，候二十四刻，不便，再服第三杯。如服一杯，即得便，止後服。酌服益胃湯一劑益胃湯方見前，餘參或可加入。

方論：此處方於無處之地，勉盡人力，不肯稍有遺憾之法也。舊方用大承氣加參、地、當歸。須知正氣久耗，而大便不下者，陰陽俱憊，尤重陰液消亡，不得再用枳、樸，傷氣而耗液，故改用調胃承氣，取甘草之緩急，合人參補正，微點薑汁，宣通胃氣，代枳、樸之用。合人參最宣胃氣，加麥、地、元參，保津液之難保，而又去血結之積聚。薑汁爲宣氣分之用，當歸爲宣血中氣分之用，再加海參者，海參鹹能化堅，甘能補正。按：海參之液，

数倍於其身，其能補液可知，且蠕動之物，能走絡中血分，病久者，必入絡，故以之爲使也。

宣白承氣湯方 _{苦辛淡法}

生石膏 _{五錢}　生大黃 _{三錢}　杏仁粉 _{二錢}　栝蔞皮 _{一錢五分}

水五杯，煮取二杯。先服一杯，不知，再服。

導赤承氣湯

赤芍 _{三錢}　細生地 _{五錢}　生大黃 _{三錢}　黃連 _{二錢}　黃柏 _{二錢}　芒硝 _{一錢}

水五杯，煮取二杯，先服一杯，不下再服。

牛黃承氣湯

即用前安宮牛黃丸二丸，化開，調生大黃末三錢，先服一半，不知，再服。

增液承氣湯

即於增液湯內，加大黃三錢，芒硝一錢五分。

水八杯，煮取三杯。先服一杯，不知，再服。

十八　下後虛煩不眠，心中懊憹，其至反覆顛倒，梔子豉湯主之。若少氣者，加甘草，若嘔者，加薑汁。

邪氣半至陽明，半猶在膈。下法能除陽明之邪，不能除膈間之邪，故證現懊憹虛煩。梔子豉湯湧越其在上之邪也。少氣加甘草者，誤下固能傷陰，此則以誤下而傷胸中陽氣，甘能益氣，故加之。嘔加薑汁者，胃中未至甚熱燥結，誤下傷胃中陽氣，木來乘之，故嘔。加薑汁和肝，而降胃氣也，胃氣降，則不嘔矣。

梔子豉湯方 見上焦篇

栀子豉加甘草湯

即於栀子豉湯內，加甘草二錢，煎法如前。

栀子豉加薑汁方

即於栀子豉湯內加薑汁五匙。

十九　陽明溫病，乾嘔口苦而渴，尚未可下者，黃連黃芩湯主之。不渴而舌滑者屬濕溫。

溫熱，燥病也。其嘔由於邪熱夾穢，擾亂中宮而然。故以黃連黃芩撤其熱，以芳香蒸變化其濁也。

黃連黃芩湯方　苦寒微辛法

黃連二錢　黃芩二錢　鬱金一錢五分　香豆豉二錢

水五杯，煮取二杯，分二次服。

二十　陽明溫病，舌黃燥，肉色絳，不渴者，邪在血分，清營湯主之。

若滑者，不可與也，當於濕溫中求之。

溫病傳裏，理當渴甚。今反不渴者，以邪氣深入血分，格陰於外，上潮於口，故反不渴也。曾過氣分，故苔黃而燥。邪居血分，故舌之肉色絳也。

若舌苔白滑、灰滑、淡黃而滑，不渴者，乃濕氣蒸騰之象，不得用清營，柔以濟柔也。

汪按：此條以舌絳為主。舌絳不渴，夜甚乃入營的候。再按：絳而中心黃苔，當氣血兩清。純絳鮮紅，急滌包絡。中心絳乾，兩清心胃。尖獨乾絳，專泄火腑。舌絳而光，當濡胃陰。絳而枯痿，急用膠、黃。乾絳無色，宜投復脈。此二證俱屬下焦。以上俱仍合脈證參詳，若舌絳兼有白苔，或黃白相兼，是邪仍在氣分。絳而有滑苔者，則為濕熱熏蒸。誤用血藥滋膩，邪必難解，不可不慎也。詳見上、下

二焦。

清營湯方 見上焦篇

二十一　陽明斑者，化斑湯主之。

方義併見上焦篇。

二十二　陽明溫病，下後疹續出者，銀翹散去豆豉加細生地大青葉元參丹皮湯主之。

方義併見上焦篇。

二十三　斑疹，用昇提，則衄，或厥，或嗆咳，或昏痙。用壅補，則霜亂。

此治斑疹之禁也。斑疹之邪在血絡，只喜輕宣涼解。若用柴胡、升麻辛溫之品，直昇少陽，使熱血上循清道則衄。過昇則下竭，下竭者必上厥。

肺爲華蓋，受熱毒之薰蒸則嗆咳，心位正陽，受昇提之摧迫則昏痙。至若壅

補，使邪無出路，絡道比經道最細，諸瘡痛癢，皆屬於心，既不得外出，其

勢必返而歸之於心，不霧亂得乎！

二十四　斑疹，陽明證悉具，外出不快，內壅特甚者，調胃承氣湯微和

之。得通則已，不可令大泄，大泄則內陷。

此斑疹下法微有不同也。斑疹雖宜宣泄，但不可太過，令其內陷。斑疹

雖忌昇提，亦畏內陷。方用調胃承氣者，避枳、樸之溫燥，取芒硝之入陰，

甘草敗毒緩中也。

調胃承氣湯 方見前

二十五　陽明溫毒發痘者，如斑疹法，隨其所在而攻之。

溫毒發痘，如小兒痘瘡，或多或少，紫黑色，皆穢濁太甚，療治失宜而

然也。雖不多見，間亦有之，隨其所在而攻。謂脈浮則用銀翹散加生地、元參，渴加花粉，毒重加金汁、人中黃，小便短加芩、連之類。脈沉內壅者，酌輕重下之。

二十六　陽明溫毒楊梅瘡者，以上法隨其所偏而調之。重加敗毒，兼與利濕。

此條當入濕溫。因上條溫痘連類而及，故編於此，可以互證也。楊梅瘡者，形似楊梅，輕則紅紫，重則紫黑，多現於背部、面部，亦因感受穢濁而然。如上法者，如上條治溫痘之法。毒甚故重加敗毒，此證毒附濕而爲災，故兼與利濕，如萆薢、土茯苓之類。

二十七　陽明溫病，不甚渴，腹不滿，無汗，小便不利，心中懊憹者，必發黃，黃者，梔子柏皮湯主之。

受邪太重，邪熱與胃陽相搏，不得發越，無汗不能自通，熱必發黃矣。

栀子柏皮湯方

栀子 五錢　生甘草 三錢　黃柏 五錢

水五杯，煮取二杯，分二次服。

方論：此濕淫於內，以苦燥之。熱淫於內，佐以甘苦法也。栀子清肌表，解五黃，又治內煩。黃柏瀉膀胱，療肌膚間熱。甘草協和內外，三者其色皆黃，以黃退黃，同氣相求也。按：又可但有茵陳大黃湯而無栀子柏皮湯，溫熱發黃，豈皆可下者哉！

二十八　陽明溫病，無汗，或但頭汗出，身無汗，渴欲飲水，腹滿，舌燥黃，小便不利者，必發黃，茵陳蒿湯主之。

此與上條異者，在口渴腹滿耳。上條口不甚渴，腹不滿，胃不甚實，故

不可下，此則胃家已實而黃不得退，熱不得越，無出表之理，故從事於下趨

大小便也。

茵陳蒿湯

茵陳蒿六錢　　梔子三錢　　生大黃三錢

水八杯，先煮茵陳，減水之半，再入二味，煮成三杯，分三次服，以小

便利爲度。

方論：此純苦急趨之方也。發黃，外閉也。腹滿，內閉也。內外皆閉，

其勢不可緩。苦性最急，故以純苦急趨下焦也。黃因熱結，瀉熱者必瀉小

腸，小腸丙火，非苦不通。勝火者莫如水，茵陳得水之精，開鬱莫如發陳。

茵陳生發最速，高出眾草，主治熱結黃疸，故以之爲君。梔子通水源而利三

焦，大黃除實熱而減腹滿，故以之爲佐也。

二十九　陽明溫病，無汗，實證未劇，不可下，小便不利者，甘苦合化，冬地三黃湯主之。

大凡小便不通，有責之膀胱不開者，有責之上游結熱者，有責之肺氣不化者。溫熱之小便不通，無膀胱不開證，皆上游指小腸而言熱結與肺氣不化而然也。小腸火腑，故以三黃苦藥通之。熱結則液乾，故以甘寒潤之。金受火刑，化氣維艱，故倍用麥冬以化之。

冬地三黃湯方　甘苦合化陰氣法

麥冬八錢　黃連一錢　葦根汁沖半酒杯，　元參四錢　黃柏一錢　銀花露沖半酒杯，

細生地四錢　黃芩一錢　生甘草三錢

水八杯，煮取三杯，分三次服，以小便得利爲度。

三十　溫病小便不利者，淡滲不可與也，忌五苓、八正輩。

此用淡滲之禁也。熱病有餘於火，不足於水，惟以滋水瀉火為急務。豈可再以淡滲動陽而爍津乎！奈何吳又可於小便條下，特立豬苓湯，乃去仲景原方之阿膠，反加木通、車前，滲而又滲乎！其治小便血分之桃仁湯中，仍用滑石，不識何解。

三十一　溫病燥熱，欲解燥者，先滋其乾，不可純用苦寒也，服之反燥甚。

此用苦寒之禁也。溫病有餘於火，不用淡滲猶易明。併苦寒亦設禁條，則未易明也。舉世皆以苦能降火，寒能瀉熱，坦然用之而無疑，不知苦先入心，其化以燥服之不應，愈化愈燥。宋人以目為火戶，設立三黃湯，久服竟至於瞎，非化燥之明徵乎！吾見溫病而恣用苦寒，津液乾涸不救者甚多，蓋

化氣比本氣更烈。故前條冬地三黃湯，甘寒十之八九，苦寒僅十之一二耳。

至茵陳蒿湯之純苦，止有一用，或者再用，亦無屢用之理。吳又可屢詆用黃連之非，而又恣用大黃，惜乎其未通甘寒一法也。

三十二　陽明溫病，下後熱退，不可即食，食者必復。周十二時後，緩緩與食，先取清者，勿令飽，飽則必復，復必重也。

此下後暴食之禁也。下後雖然熱退，餘焰尚存。蓋無形質之邪，每借有形質者以為依附，必須堅壁清野，勿令即食，一日後，稍可食清而又清之物。若稍重濁，猶必復也。勿者，禁止之詞。必者，斷然之詞也。

三十三　陽明溫病，下後脈靜，身不熱，舌上津回，十數日不大便，可與益胃增液輩，斷不可再與承氣也。下後舌苔未盡退，口微渴，面微赤，脈微數，身微熱，日淺者亦與增液輩，日深舌微乾者，屬下焦復脈法也方見下焦，

勿輕與承氣，輕與者肺燥而咳，脾滑而泄，熱反不除，渴反甚也。百日死。

此數下亡陰之大戒也。下後不大便十數日，甚至二十日，乃腸胃津液受傷之故。不可強責其便，但與復陰，自能便也。此條脈靜身涼，人猶易解。

至脈雖不躁而未靜，身雖不壯熱而未涼，俗醫必謂邪氣不盡，必當再下。在又可法中，亦必再下。不知大毒治病，十衰其六，但與存陰退熱，斷不誤事。下後邪氣復聚，大熱大渴，面正赤，脈燥甚，不在此例。若輕與苦燥，頻傷胃陰，肺之母氣受傷，陽明化燥，肺無秉氣，反爲燥逼，焉得不咳。燥咳久者，必身熱而渴也。若脾氣爲快利所傷，必致滑泄，滑泄則陰傷而熱渴愈加矣。遷延三月，天道小變之期，其勢不能再延，故曰百日死也。

三十四　陽明溫病，渴甚者，雪梨漿沃之。

雪梨漿　方法見前

三十五　陽明溫病，下後微熱，舌苔下退者，薄荷末拭之。

以新布蘸新汲涼水，再蘸薄荷細末，頻擦舌上。

三十六　陽明溫病，斑疹，溫痘，溫瘡，溫毒，發黃，神昏讝語者，安

宮牛黃丸主之。

安宮牛黃丸 方見上焦篇

自上焦而來，故必以芳香、逐穢、開竅爲要也。

心居膈上，胃居膈下，雖有膜隔，其濁氣太甚，則亦可上干包絡，且病

三十七　風溫，溫熱，溫疫，溫毒，冬溫之在中焦，陽明病居多。濕溫

之在中焦，太陰病居多。暑溫則各半也。

此諸溫不同之大關鍵也。溫熱等皆因於火，以火從火，陽明陽土，以陽

從陽，故陽明病居多。濕溫則以濕從濕，太陰陰土，以陰從陰，則太陰病居

多。暑兼濕熱，故各半也。

暑　溫

三十八　脈洪滑，面赤身熱，頭暈，不惡寒，但惡熱，舌上黃滑苔，渴欲涼飲，飲不解渴，得水則嘔，按之胸下痛，小便短，大便閉者，陽明暑溫，水結在胸也，小陷胸湯加枳實主之。

脈洪面赤，不惡寒，病已不在上焦矣。暑兼濕熱，熱甚則渴，引水求救，濕鬱中焦，水不下行，反來上逆，則嘔，胃氣不降，則大便閉。故以黃連、栝蔞，清在裏之熱痰，半夏除水痰而強胃，加枳實者，取其苦辛通降，開幽門而引水下行也。

小陷胸加枳實湯方 苦辛寒法

黃連二錢　栝蔞三錢　枳實二錢　半夏五錢

急流水五杯，煮取二杯，分二次服。

三十九　陽明暑溫，脈滑數，不食不飢不便，濁痰凝聚，心下痞者，半夏瀉心湯去人參、乾薑、大棗、甘草，加枳實、杏仁主之。

不飢不便，而有濁痰，心不痞滿，濕熱互結而阻中焦氣分，故以半夏、枳實開氣分之濕結，黃連、黃芩開氣分之熱結，杏仁開肺與大腸之氣痺。暑中熱甚，故去乾薑。非傷寒誤下之虛痞，故去人參、甘草、大棗，且畏其助濕作滿也。

半夏瀉心湯去乾薑甘草加枳實杏仁方 苦辛寒法

半夏一兩　黃連二錢　黃芩三錢　枳實二錢　杏仁三錢

水八杯，煮取三杯，分三次服。虛者復納人參二錢，大棗三枚。

四十　陽明暑溫，濕氣已化，熱結獨存，口燥咽乾，渴欲飲水，面目俱赤，舌燥黃，脈沉實者，小承氣湯各等分下之。

暑兼濕熱，其有體瘦質燥之人，感受熱重濕輕之證，濕先從熱化盡，只餘熱結中焦，具諸下證，方可下之。

汪按：濕熱入胃腑方可下，雖云化熱，究從濕來，故枳、樸、大黃等分宣泄，以驅之入胃，或苦溫助之化燥，見黃方可用苦泄。

用也。大抵溫病診舌為要，痞滿之證，見黃燥，方可議下，黃而不燥，仍用瀉心、陷胸之屬，黃白相兼，或灰白色，仍用開提。三香、杏、蔻、枳、桔之屬，以達之於肺，不可誤也。又葉天士論傷寒熱邪

宣泄，以驅之入胃，或苦溫助之化燥，見黃方可用苦泄。

劫爍，下之宜猛，溫病多濕邪內搏，下之宜輕。傷寒大便溏為邪盡，不可下，溫病大便溏為邪未盡，便硬方為無濕，不可攻也。此皆要論，不可不知。

小承氣湯　方義併見前。此處不必以大黃爲君，三物各等分可也。

四十一　暑溫蔓延三焦，舌滑微黃，邪在氣分者，三石湯主之。邪氣久留，舌絳苔少，熱搏血分者，加味清宮湯主之。神識不清，熱閉內竅者，先與紫雪丹，再與清宮湯。

蔓延三焦，則邪不在一經一臟矣，故以急清三焦爲主。然雖云三焦，以手太陰一經爲要領。蓋肺主一身之氣，氣化則暑濕俱化。且肺臟受生於陽明，肺之臟象屬金，色白。陽明之氣運亦屬金，色白。故肺經之藥多兼走陽明，陽明之藥多兼走肺也。再肺經通調水道，下達膀胱，肺痺開，則膀胱亦開。是雖以肺爲要領，而胃與膀胱皆在治中，則三焦俱備矣。是邪在氣分而主以三石湯之奧義也。若邪氣久羈，必歸血絡，心主血脈，故以加味清宮湯主之。內竅欲閉，則熱邪盛矣，紫雪丹開內竅而清熱最速者也。

三石湯方

飛滑石三錢　生石膏五錢　寒水石三錢　杏仁三錢　竹茹二錢，炒　銀花三錢，花露更妙

金汁一酒杯，沖　白通草二錢

水五杯，煮成二杯，分二次，溫服。

方論：此微苦辛寒兼芳香法也。蓋肺病治法，微苦則降，過苦反過病所。辛涼所以清熱，芳香所以敗毒而化濁也，按：三石、紫雪丹中之君藥，取其得庚金之氣，清熱退暑利竅，兼走肺胃者也。杏仁、通草為宣氣分之用，且通草直達膀胱，杏仁直達大腸。竹茹以竹之脈絡，而通人之脈絡。金汁、銀花，敗暑中之熱毒。

加味清宮湯方

即於前清宮湯內加知母三錢、銀花二錢、竹瀝五茶匙，沖入。

方論：此苦辛寒法也。清宮湯前已論之矣。加此三味者，知母瀉陽明獨

勝之熱，而保肺清金，銀花敗毒而清絡，竹瀝除胸中大熱，止煩悶消渴，合

清宮湯，為暑延三焦血分之治也。

四十二　暑溫伏暑，三焦均受，舌灰白，胸痞悶，潮熱嘔惡，煩渴自

利，汗出溺短者，杏仁滑石湯主之。

舌白胸痞，自利嘔惡，濕為之也。潮熱煩渴，汗出溺短，熱為之也。熱

處濕中，濕蘊生熱，濕熱交混，非偏寒偏熱可治。故以杏仁、滑石、通草，

先宣肺氣，由肺而達膀胱以利濕，厚樸苦溫而瀉濕滿，芩、連清裏而止濕熱

之利，鬱金芳香走竅而開閉結，橘、半強胃而宣濕化痰以止嘔惡。俾三焦混

處之邪，各得分解矣。

杏仁滑石湯方　苦辛寒法

杏仁三錢　滑石三錢　黃芩二錢　橘紅一錢五分　黃連一錢　鬱金二錢　通草一錢

厚樸二錢　半夏三錢

水八杯，煮取三杯，分三次服。

寒濕

四十三　濕之入中焦，有寒濕，有熱濕，有自表傳來，有水穀內蘊，有內外相合。其中傷也，有傷脾陽，有傷脾陰，有傷胃陽，有傷胃陰，有兩傷脾胃。傷脾胃之陽者，十常八九，傷脾胃之陰者，十居二三。彼此混淆，治不中窾，遺患無窮。臨證細推，不可泛論。

此統言中焦濕證之總綱也。寒濕者，濕與寒水之氣相搏也。蓋濕水同類，其在天之陽時爲雨露，陰時爲霜雪。在江河爲水，在土中爲濕。體本一源，易於相合，最損人之陽氣。熱濕者，在天時長夏之際，盛熱蒸動濕氣流行也。在人身濕鬱，本身陽氣久而生熱也。兼損人之陰液，自表傳來，一由經絡而臟腑，一由肺而脾胃。水穀內蘊，肺虛不能化氣，脾虛不能散津，或形寒飲冷，或酒客中虛，客邪既從表入，而伏邪又從內發也。

傷脾陽，在中則不運痞滿，傳下則洞泄腹痛。傷胃陽，則嘔逆不食，膈脹胸痛。兩傷脾胃，既有脾證，又有胃證也。其傷脾胃之陰若何？濕久生熱，熱必傷陰，古稱濕火者是也。傷胃陰，則口渴不飢。傷脾陰，則舌先灰滑，後反黃燥，大便堅結。濕爲陰邪，其傷人之陽也，得理之正，故多而常見。其傷人之陰也，乃勢之變，故罕而少見，治濕者，必須審在何經何臟、兼寒

兼熱、氣分血分，而出辛涼、辛溫、甘溫、苦溫、淡滲、苦滲之治，庶所

投必效。若脾病治胃，胃病治脾，兼下焦者單治中焦，或籠統混治，脾胃

不分，陰陽寒熱不辨，將見腫脹、黃疸、洞泄、衄血、便血，諸證蜂起矣。

惟在臨證者細心推求，下手有準的耳。蓋土為雜氣，兼證甚多，最難分析。

豈可泛論濕氣而已哉！

汪按：溫熱、濕溫，為本書兩大綱。溫熱從口鼻吸受，並無寒證，最忌

辛溫表散。但當認定門徑，勿與傷寒混雜。再能按三焦投藥，辨清氣血營

衛，不失先後緩急之序，便不致誤。全要細察兼證，辨明經絡、臟腑、氣血、陰陽，濕熱二氣，

熱，傳變不一。濕溫為三氣雜感，濁陰瀰漫，有寒有

偏多偏少，方可論治。故論濕溫方法，較溫熱為多。讀者以此意求之，無餘

蘊矣。再按：熱證清之則愈，濕證宣之則愈，重者往往宣之未癒，待其化熱

而後清，清而後愈。一爲陽病，一兼陰病，至魯至道，難易較然。

四十四　足太陰寒濕，痞結胸滿、不飢不食，半苓湯主之。

此書以溫病名，併列寒濕者，以濕溫緊與寒濕相對，言寒濕而濕溫更易明析。痞結胸滿，仲景列於太陰篇中，乃濕鬱脾陽足太陰之氣，不爲鼓動運行，臟病而累及腑，痞結於中，故亦不能食也，故以半夏、茯苓培陽土以吸陰土之濕，厚樸苦溫以瀉濕滿，黃連苦以滲濕，重用通草以利水道，使邪有出路也。

半苓湯方　此苦辛淡滲法也

半夏　五錢　茯苓塊　五錢　川連　一錢　厚樸　三錢　通草　八錢，煎湯煮前藥

水十二杯，煮通草成八杯，再入餘藥煮成三杯，分三次服。

四十五　足太陰寒濕，腹脹，小便不利，大便溏而不爽，若欲滯下者，

四苓加厚朴秦皮湯主之，五苓散亦主之。

《經》謂太陰所至，發爲䐜脹，又謂厥陰氣至爲䐜脹，蓋木克土也。太陰之氣不運，以致膀胱之氣不化，故小便不利。四苓辛淡滲濕，使膀胱開而出邪，以厚樸瀉脹，以秦皮洗肝也。其或肝氣不熱，則不用秦皮，仍用五苓中之桂枝以和肝，通利三焦而行太陽之陽氣，故五苓散亦主之。

四苓加厚樸秦皮湯方　苦溫淡法

茅术 三錢　厚樸 三錢　茯苓塊 五錢　豬苓 四錢　秦皮 二錢　澤瀉 四錢

水八杯，煮成八分三杯，分三次服。

五苓散 甘溫淡法

豬苓 一兩　赤术 一兩　茯苓 一兩　澤瀉 一兩六錢　桂枝 五錢

共爲細末，百沸湯和服三錢。日三服。

四十六　足太陰寒濕，四肢乍冷，自利，目黃，舌白滑，甚則灰，神倦

不語，邪阻脾竅，舌蹇語重，四苓加木瓜草果厚樸湯主之。

脾主四肢，脾陽鬱，故四肢乍冷，濕漬脾而脾氣下溜，故自利，目白精

屬肺，足太陰寒則手太陰不能獨治，兩太陰同氣也。且脾主地氣，肺主天

氣，地氣上蒸，天氣不化，故目睛黃也。白滑與灰，寒濕苔也。濕困中焦，

則中氣虛寒，中氣虛寒，則陽光不治。主正陽者心也。心藏神，故神昏。心

主言，心陽虛故不語。脾竅在舌，濕邪阻竅，則舌蹇而語聲遲重。濕以下行

爲順，故以四苓散驅濕下行。加木瓜以平木，治其所不勝也。厚樸以溫中行

滯，草果溫太陰獨勝之寒，芳香而達竅，補火以生土，驅濁以生清也。

四苓加木瓜厚樸草果湯方 苦熱兼酸淡法

生於白朮三錢　豬苓一錢五分　澤瀉一錢五分　赤苓塊五錢　木瓜一錢　厚樸

一錢　草果八分　半夏三錢

水八杯，煮取八分三杯，分三次服。陽素虛者，加附子二錢。

四十七　足太陰寒濕，舌灰滑，中焦滯痞，草果茵陳湯主之。面目俱黃，四肢常厥者，茵陳四逆湯主之。

濕滯痞結，非溫通而兼開竅不可。故以草果為君，茵陳因陳生新，生發陽氣之機最速，故以之為佐，廣皮、大腹、厚樸共成瀉痞之功，豬苓、澤瀉以導濕外出也。若再加面黃肢逆，則非前湯所能濟，故以四逆回厥，茵陳宣濕退黃也。

草果茵陳湯方苦辛溫法

草果一錢　茵陳三錢　茯苓皮三錢　厚樸二錢　廣皮一錢五分　豬苓二錢　大腹皮二錢　澤瀉一錢五分

水五杯，煮取二杯，分二次服。

茵陳四逆湯方　苦辛甘熱復微寒法

附子三錢，炮　乾薑五錢　炙甘草二錢　茵陳六錢

水五杯，煮取二杯，溫服一杯。厥回止後服，仍厥，再服，盡劑，厥不回，再作服。

四十八　足太陰寒濕，舌白滑，甚則灰，脈遲，不食，不寐，大便窒塞，濁陰凝聚，陽傷腹痛，痛甚則肢逆，椒附白通湯主之。

此足太陰寒濕，兼足少陰厥陰證也。白滑、灰滑，皆寒濕苔也。脈遲者，陽爲寒濕所困，來去俱遲也。不食，胃陽痺也。不寐，中焦濕聚，阻遏陽氣不得下交於陰也。大便窒塞，脾與大腸之陽，不能下達也。陽爲濕困，返遂位於濁陰，故濁陰得以蟠踞中焦而爲痛也。凡痛皆邪正相爭之象，雖曰

陽困，究竟陽未絕滅，兩不相下，故相爭而痛也。_{後凡言痛者，倣此。}椒附白通湯，齊通三焦之陽，而急驅濁陰也。

椒附白通湯方

生附子_{三錢，炒黑}　川椒_{二錢，炒黑}　淡乾薑_{二錢}　葱白_{三莖}　豬膽汁_{半燒酒杯，去渣後調入}

水五杯，煮成二杯，分二次，涼服。

方論：此苦辛熱法複方也。苦與辛合，能降能通，非熱不足以勝重寒而回陽，附子益太陽之標陽，補命門之真火，助少陽之火熱。蓋人之命火，與太陽之陽、少陽之陽旺，行水自速，三焦通利，濕不得停，焉能聚而為痛！故用附子以為君，火旺則土強。乾薑溫中逐濕痹，太陽經之本藥。川椒燥濕除脹消食，治心腹冷痛，故以二物為臣。葱白由內而達外，中空通陽最速，亦主腹痛，故以為之使。濁陰凝聚不散，有格陽之勢，故反佐以豬膽

汁。豬，水畜，屬腎，以陰求陰也。膽乃甲木，從少陽，少陽主開泄，生發之機最速。此用仲景白通湯，與許學士椒附湯，合而裁製者也。

四十九 陽明寒濕，舌白腐，肛墜痛，便不爽，不喜食，附子理中湯去甘草加廣皮厚樸湯主之。

九竅不和，皆屬胃病。胃受寒濕所傷，故肛門墜痛而便不爽。陽明失闔，故不喜食。理中之人參補陽明之正，蒼朮補太陰而滲濕，薑、附運坤陽以劫寒。蓋脾陽轉而後濕行，濕行而後胃陽復，去甘草，畏其滿中也。加厚樸、廣皮取其行氣。合而言之，辛甘爲陽，辛苦能通之義也。

附子理中湯去甘草加厚朴廣皮湯方 辛甘兼苦法

生茅朮_{三錢} 人參_{一錢五分} 炮乾薑_{一錢五分} 厚樸_{二錢} 廣皮_{一錢五分} 生附子_{一錢五分，炮黑}

水五杯，煮取八分二杯，分二次服。

徵按：仲景理中湯原方中用朮，今定以蒼朮者，蒼朮燥濕而兼解鬱，不似白朮之呆滯也。丹溪製越鞠丸方以蒼朮治濕鬱，以上見證，皆鬱證也，故用蒼朮。古書祇有朮名，而無蒼白之分。至唐本草始分赤白，後世又謂赤朮爲蒼朮矣。

五十　寒濕傷脾胃兩陽，寒熱，不飢，吞酸，形寒，或脘中痞悶，或酒客濕聚，苓薑朮桂湯主之。

此兼運脾胃，宣通陽氣之輕劑也。

苓薑朮桂湯方　苦辛溫法

茯苓塊五錢　生薑三錢　炒白朮三錢　桂枝三錢

水五杯，煮取八分二杯，分溫，再服。

五十一　濕傷脾胃兩陽，既吐且利，寒熱身痛，或不寒熱但腹中痛，名

曰霍亂。寒多不欲飲水者，理中湯主之。熱多欲飲水者，五苓散主之。吐利止而身痛不休者，宜桂枝湯小和之。

汗出，發熱惡寒，四肢拘急，手足厥冷，四逆湯主之。吐利

按：霍亂一證，長夏最多。本於陽虛寒濕凝聚，關係非輕，傷人於頃刻之間。奈時醫不讀《金匱》，不識病源，不問輕重，一概主以藿香正氣散。輕者原有可愈之理，重者死不旋踵。更可笑者，正氣散中，加黃連、麥冬，大用西瓜治渴欲飲水之霍亂，病者豈堪命乎！瑭見之屢矣，故特采《金匱》原文，備錄於此。胃陽不傷不吐，脾陽不傷不瀉，邪正不爭不痛，營衛不乖不寒熱，以不飲水之故。知其爲寒多，主以理中湯原文係理中丸，方後自註云：然丸不及湯，蓋丸緩而湯速也。且恐丸藥不精，故直改從湯。溫中散寒。人參、甘草，胃之守藥，白朮、甘草，脾之守藥，乾薑能通能守，上下兩泄者，故脾胃兩守之。且守中有通，通中有守，以守藥作

通用，以通藥作守用。若熱欲飲水之證，飲不解渴，而吐泄不止，則主以五

苓。邪熱須從小便去，膀胱爲小腸之下游，小腸，火腑也。五苓通前陰，所

以守後陰也。太陽不開，則陽明不闔。開太陽，正所以守陽明也。此二湯皆

有一舉兩得之妙。吐利則脾胃之陽虛，汗出則太陽之陽亦虛。發熱者，浮陽

在外也。惡寒者，實寒在中也。四肢拘急，脾陽不榮四末。手足厥冷，中土

虛而厥陰肝木來乘病者。四逆湯善救逆，故名四逆湯。人參、甘草守中陽，

乾薑、附子通中陽，人參、附子護外陽，乾薑、甘草護中陽。中外之陽復

回，則群陰退避，而厥回矣。吐利止而身痛不休者，中陽復而表陽不和也。

故以桂枝湯溫經絡而微和之。

理中湯方 甘熱微苦法。此方分量以及後加減法
悉照《金匱》原文，用者臨時斟酌。

人參　甘草　白朮　乾薑各三兩

水八杯，煮取三杯，溫服一杯，日三服。

加減法：若臍上築者，腎氣動也，去术加桂四兩。吐多者，去术加生薑三兩。下多者還用术。悸者加茯苓二兩。渴欲飲水者，加术足前成四兩半。寒者，加乾薑足前成四兩半。腹滿者，去术加附子一枚。服湯後，如食頃，飲熱粥一升許。微自汗，勿發揭衣被。

腹中痛者，加人參足前成四兩半。

五苓散方　見前

加減法：腹滿者，加厚樸、廣皮各一兩。渴甚面赤，脈大緊而急，搧扇不知涼，飲冰不知冷，腹痛甚，時時躁煩者，格陽也，加乾薑一兩五錢，此條非仲景原文，餘治驗也。

百沸湯和，每服五錢，日三服。

汪按：濕溫、濕瘧、寒濕、中寒等證，皆有陰盛格陽。若春溫、風溫、

暑熱、溫疫、溫毒，非犯逆則絕無此證。雖或病前病中，兼犯房勞遺泄，亦斷無陰證。而陽盛格陰者，則往往有之。俗醫傳派不清，臨事狐疑，失之毫釐，人命立絕。此條與溫熱門中，中、下焦陽厥數條參看，庶乎臨證瞭然，厥功鉅矣。

四逆湯方　辛甘熱法。分量臨時斟酌。

炙甘草二兩　乾薑一兩半　生附子一枚，去皮　加人參一兩

水五茶碗，煮取二碗，分二次服。

按：原方無人參，此獨加人參者，前條寒多不飲水，較厥逆尚輕，仲景已用人參，此條諸陽欲脫，中虛更急，不用人參，何以固內！柯韻伯《傷寒註》云：仲景凡治虛證，以裏為重。協熱下利，脈微弱者，便用人參。汗後身痛，脈沉遲者，便加人參。此脈遲而利清穀、且不煩不咳，中氣大虛，元

氣已脫，但溫不補，何以救逆乎！觀茯苓、四逆之煩躁，且以人參，況通脈

四逆。豈得無參！是必有脫落耳，備錄於此存參。

五十二　霍亂兼轉筋者，五苓散加防己、桂枝、薏仁主之。寒甚脈緊

者，再加附子。

肝藏血，主筋。筋爲寒濕搏急而轉，故於五苓和霍亂之中，加桂枝溫

筋，防己急驅下焦血分之寒濕，薏仁主濕痹腳氣，扶土抑木，治筋急拘攣，

甚寒脈緊，則非純陽之附子不可。

五苓散加防己桂枝薏仁方

即於前五苓散內，加防己一兩，桂枝一兩半，足前成二兩，薏仁二兩，

寒甚者加附子，大者一枚，杵爲細末，每服五錢，百沸湯和，日三。劇者日

三夜一，得臥則勿令服。

五十三　卒中寒濕，內挾穢濁，眩冒欲絕，腹中絞痛，脈沉緊而遲，甚

則伏，欲吐不得吐，欲利不得利，甚則轉筋，四肢欲厥，俗名發沙，又名乾

霍亂。轉筋者，俗名轉筋火，古方書不載，

<small>不載者，不載上三條之俗名耳。若是證，當
於《金匱腹滿腹痛心痛寒疝》諸條參看自得。</small>

蜀椒救中湯主之，九痛丸亦可服。語亂者，先服至寶丹，再與湯藥。

按：此證夏日濕蒸之時最多，故因霍亂而類記於此。中陽本虛，內停寒

濕，又為蒸騰穢濁之氣所干，由口鼻而直行中道，以致腹中陽氣受逼，所以

相爭而為絞痛。胃陽不轉，雖欲吐而不得，脾陽困閉，雖欲利而不能。其或

經絡亦受寒濕，則筋如轉索，而後者向前矣。中陽虛而肝木來乘則厥。俗

名發痧者何？蓋以此證，病來迅速，或不及延醫，或醫亦不識，相傳以錢，

或用磁碗口，蘸薑湯或麻油，刮其關節。刮則其血皆分，住則複合，數數分

合，動則生陽。關節通而氣得轉，往往有隨手而愈者。刮處必現血點，紅

紫如沙，故名痧也。但刮後須十二時不飲水，方不再發。不然則留邪在絡，

稍受寒發怒，則舉發矣。以其欲吐不吐，欲利不利而腹痛，故又名乾霍亂。

其轉筋名轉筋火者，以常發於夏月，夏月火令，又病迅速如火也。其實乃伏

陰與濕相搏之故。以大建中之蜀椒，急驅陰濁下行，乾薑溫中，去人參、膠

飴者，畏其滿而守也，加厚樸以瀉濕中濁氣，檳榔以散結氣，直達下焦，廣

皮通行十二經之氣，改名救中湯，急驅濁陰，所以救中焦之真陽也。九痛丸

有陰陽二證。乾霍亂則純有陰而無陽，所謂天地不通，閉塞而成冬，有若否

卦之義。若語言亂者，邪干心包，故先以至寶丹，驅包絡之邪也。

一面扶正，一面驅邪，其驅邪之功最速，故亦可服。再按：前吐瀉之霍亂，

救中湯方

苦辛通法

蜀椒三錢，炒出汗　淡乾薑四錢　厚樸三錢　檳榔二錢　廣皮二錢

水五杯，煮取二杯，分二次服。兼轉筋者，加桂枝三錢、防己五錢、薏仁三錢，厥者加附子二錢。

九痛丸方　治九種心痛。
苦辛甘熱法

附子三兩　生狼牙一兩　人參一兩　乾薑一兩　吳茱萸一兩　巴豆一兩，去皮心，熬碾如膏

蜜丸梧子大，酒下，強人初服三丸，日三服，弱者二丸。兼治卒中惡，腹脹痛，口不能言，又治連年積冷，流注心胸痛，並冷衝上氣，落馬、墜車、血病等證皆主之。忌口如常法。

方論：《內經》有五臟、胃腑心痛，並痰、蟲、食積，即為九痛也。心痛之因，非風即寒，故以乾薑、附子驅寒壯陽。吳茱萸能降肝臟濁陰下行，生狼牙善驅浮風，以巴豆逐痰、蟲、陳滯之積，人參養正驅邪，因其藥品氣血皆入，補瀉攻伐皆備，故治中惡腹脹痛等證。

附錄：《外臺》走馬湯，治中惡心痛腹脹，大便不通，苦辛熱法。沈目

南註云：中惡之證，俗謂絞腸烏痧。即穢臭惡毒之氣，直從口鼻，入於心胸

腸胃臟腑，壅塞正氣不行，故心痛腹脹，大便不通，是爲實證。非似六淫侵

入而有表裏清濁之分，故用巴豆極熱大毒峻猛之劑，急攻其邪，佐杏仁以利

肺與大腸之氣，使邪從後陰一掃盡除，則病得愈。若緩須臾，正氣不通，營

衛陰陽機息則死，是取通則不痛之義也。

巴豆二枚，去
心皮，熬　　杏仁二枚

右二味，以綿纏槌令碎，熱湯二合，捻取白汁飲之，當下。老小強弱量

之，通治飛屍鬼擊病。

按：《醫方集解》中，治霍亂用陰陽水一法，有協和陰陽，使不相爭之

義。又治乾霍亂，用鹽湯探吐一法，蓋閉塞至極之證，除針灸之外，莫如吐

法，通陽最速。夫嘔，厥陰氣也。寒痛，太陽寒水氣也。否，冬象也，冬令

太陽寒水，得厥陰氣至，風能上昇則一陽開泄，萬象皆有生機矣。至針法，

治病最速，取禍亦不緩，當於《甲乙經》中求之，非善針者，不可令針也。

汪按：《玉龍經》乾霍亂取委中，今世俗多用熱水急拍腿彎，紅筋高起

即刺之，出血愈。又按：此證亦有不由觸穢受寒，但因鬱怒而發者，其宜急

攻下氣，與觸穢受寒同。

徵按：痧證向無方論，人多忽之。然其病起於倉卒，或不識其證，或不

得其治，戕人甚速。總因其人濁陰素重，清陽不振，偶感濁陰之氣，由口鼻

直行中道，邪正交爭，營衛逆亂。近世治之者，率有三法，不知起自何人。

一則刮之，前按所云是也。一則焠之，以大燈草，或紙捻蘸麻油照看其頭

面額角，及胸前腹上肩膊等處，凡皮膚間隱隱有紅點發出，或如蚊跡，或纍

纍墳起，疏密不同，層次難定。一經照出，輕輕燦而焠之，則病者似覺輕鬆痛減。一則刺之，其法以針按穴刺出血，凡十處，名曰放痧。此皆針灸遺意，但不見古書，故不悉載。又有試法，與以生黃豆嚼之，不腥者痧，覺有豆腥氣者非痧，與試疗同。患此者俗忌生薑、麻油之類。餘歷驗多年，知其言亦不謬，曾見有少女服生薑而斃，有少男子服乾薑一夜而死，餘俱隨覺隨解之耳。前二方中俱有乾薑，似與俗說相悖。然乾薑與檳榔、巴豆併用，正使邪有出路，既有出路，則乾薑不爲患矣。但後之人不用此方則已，用此方而妄減其制，必反誤事，不可不知。至若羌活、麻黃，則在所大禁。餘尚有二方，附記於後，以備裁採。

立生丹　治傷暑、霍亂、痧證、瘧、痢、泄瀉、心痛、胃痛、腹痛、吞吐酸水，及一切陰寒之證。結胸、小兒寒痙。

母丁香 一兩二錢　沉香 四錢　茅蒼朮 一兩二錢　明雄黃 一兩二錢

右為細末，用蟾酥八錢，銅鍋內加火酒一小杯，化開，入前藥末，丸綠

豆大。每服二丸，小兒一丸，溫水送下。又下死胎如神。凡被蠍蜂螫者，調

塗立效，惟孕婦忌之。

此方妙在剛燥藥中加芳香透絡。蟾乃土之精，上應月魄，物之濁而靈

者，其酥入絡，以毒攻毒，而方又有所監製，故應手取效耳。

獨勝散 治絞腸痧痛急，指甲
唇俱青，危在頃刻。

馬糞 年久彌佳

此方妙在以濁攻濁。馬性剛善走，在卦為乾，糞乃濁陰所結，其象圓，

其性通，故能摩蕩濁陰之邪，仍出下竅。憶昔年濟南方訒庵蒞任九江，臨

行，一女子忽患痧證，就地滾嚎，聲嘶欲絕，訒庵云：偶因擇日不謹，誤

不拘分兩，瓦上焙乾為末，老酒沖服二、三錢，不知，再作服。

犯紅痧，或應此乎！餘急授此方，求馬糞不得，即用驪糞，併非陳者，亦

隨手奏功。

濕　溫　瘧痢疸痺附

五十四　濕熱上焦未清，裏虛內陷，神識如蒙，舌滑脈緩，人參瀉心湯

加白芍主之。

濕在上焦，若中陽不虛者，必始終在上焦，斷不內陷。或因中陽本虛，

或因誤傷於藥，其勢必致內陷。濕之中人也，首如裏，目如蒙。熱能令人

昏，故神識如蒙。此與熱邪直入包絡，讝語神昏有間。裏虛故用人參以護裏

陽，故神識如蒙。此與熱邪直入包絡，讝語神昏有間。裏虛故用人參以護裏

陽，白芍以護真陰，濕陷於裏，故用乾薑、枳實之辛通。濕中兼熱，故用黃

芩、黃連之苦降。此邪已內陷，其勢不能還表，法用通降，從裏治也。

人參瀉心湯方　苦辛寒兼甘法

人參二錢　乾薑二錢　黃連一錢五分　黃芩一錢五分　枳實一錢　生白芍二錢

水五杯，煮取二杯，分二次服。渣再煮一杯服。

五十五　濕熱受自口鼻，由募原直走中道，不飢不食，機竅不靈，三香湯主之。

此邪從上焦來，還使上焦去法也。

三香湯方　微苦、微辛、微寒兼芳香法

栝蔞皮三錢　桔梗三錢　黑山梔二錢　枳殼二錢　鬱金二錢　香豉二錢　降香末三錢

水五杯，煮取二杯，分二次，溫服。

方論：按：此證由上焦而來，其機尚淺，故用蔓皮、桔梗、枳殼微苦、微辛開上，山梔輕浮微苦清熱，香豉、鬱金、降香化中、上之穢濁而開鬱。上條以下焦爲邪之出路，故用重。此條以上焦爲邪之出路，故用輕。以下三焦均受者，則用分消。彼此互參，可以知葉氏之因證制方，心靈手巧處矣。惜散見於案中而人多不察，茲特爲拈出，以概其餘。

五十六　吸受穢濕，三焦分佈，熱蒸頭脹，身痛嘔逆，小便不通，神識昏迷，舌白渴不多飲，先宜芳香通神利竅，安宮牛黃丸，繼用淡滲分消濁濕，茯苓皮湯。

按：此證表裏、經絡、臟腑、三焦俱爲濕熱所困，最畏內閉外脫。故急以牛黃丸宣竅清熱而護神明，但牛黃丸不能利濕分消，故繼以茯苓皮湯。

安宮牛黃丸　方法見前

茯苓皮湯　淡滲兼微辛、
微涼法

茯苓皮五錢　生薏仁五錢　豬苓三錢　大腹皮三錢　白通草三錢　淡竹葉二錢

水八杯，煮取三杯，分三次服。

五十七　陽明濕溫，氣壅爲噦者，新製橘皮竹茹湯主之。

按：《金匱》橘皮竹茹湯，乃胃虛受邪之治。今治濕熱壅遏胃氣致噦，肺之臟象屬金，胃之氣運屬金。不宜用參、甘峻補，故改用柿蒂。按：柿成於秋，得陽明燥金之主氣，且其形多方，他果未之有也。故治肺胃之病，有獨勝。柿蒂乃柿之歸束處，凡花皆散，凡子皆降，凡降先收，從生而散而收而降皆一蒂爲之也，治逆呃之能事畢矣。再按草木一身，蘆與蒂，爲昇降之門戶。載生氣上昇者蘆也，受陰精歸藏者蒂也。格物者不可不於此會心焉。

新製橘皮竹茹湯　苦辛通降法

橘皮三錢　竹茹三錢　柿蒂七枚　薑汁三茶匙，沖

水五杯，煮取二杯，分二次溫服。不知再作服。有痰火者，加竹瀝、栝

蔞霜，有瘀血者加桃仁。

五十八　三焦濕鬱，昇降失司，脘連腹脹，大便不爽，一加減正氣散

主之。

再按：此條與上第五十六條同爲三焦受邪。彼以分消開竅爲急務，此以

昇降中焦爲定法，各因見證之不同也。

一加減正氣散方

藿香梗二錢　厚樸二錢　杏仁二錢　茯苓皮二錢　廣皮一錢　神曲一錢五分

麥芽一錢五分　綿茵陳二錢　大腹皮一錢

水五杯，煮二杯，再服。

方論：正氣散本苦辛溫，兼甘法，今加減之，乃苦辛微寒法也。去原方

之紫蘇、白芷，無须發表也。去甘、桔，此證以中焦爲扼要，不必提上焦

也。祇以藿香化濁，厚樸、廣皮、茯苓、大腹瀉濕滿。加杏仁利肺與大腸之

氣，神曲、麥芽昇降脾胃之氣，茵陳宣濕鬱而動生發之氣，藿香但用梗，取

其走中不走外也。茯苓但用皮，以諸皮皆涼，瀉濕熱獨勝也。

五十九　濕鬱三焦，脘悶，便溏，身痛，舌白，脈象模糊，二加減正氣

散主之。

上條中焦病重，故以昇降中焦爲要。此條脘悶便溏，中焦證也。身痛舌

白，脈象模糊，則經絡證矣。故加防己急走經絡中濕鬱，以便溏不比大便不

爽，故加通草、薏仁利小便，所以實大便也。大豆黃卷從濕熱蒸變而成，能

化醞釀之濕熱，而蒸變脾胃之氣也。

二加減正氣散 苦辛淡法

藿香梗 三錢　廣皮 二錢　厚樸 二錢　茯苓皮 三錢　木防己 三錢　大豆黃卷 二錢

川通草 一錢五分　薏苡仁 三錢

水八杯，煮三杯，三次服。

六十　穢濕着裏，舌黃脘悶，氣機不宣，久則釀熱，三加減正氣散主之。

前兩法，一以昇降爲主，一以急宣經隧爲主。此則以舌黃之故，預知其內已伏熱，久必化熱而身亦熱矣。故加杏仁利肺氣，氣化則濕熱俱化，滑石辛淡而涼，清濕中之熱，合藿香所以宣氣機之不宣也。

三加減正氣散方 苦辛寒法

藿香 三錢，連梗葉　茯苓皮 三錢　厚樸 二錢　廣皮 一錢五分　杏仁 三錢　滑石 五錢

水五杯，煮二杯，再服。

六十一　穢濕着裏，邪阻氣分，舌白滑，脈右緩，四加減正氣散主之。

以右脈見緩之故，知氣分之濕阻，故加草果、楂肉、神曲急運坤陽，使足太陰之地氣，不上蒸手太陰之天氣也。

四加減正氣散方　苦辛溫法

藿香梗三錢　厚樸二錢　茯苓三錢　廣皮一錢五分　草果一錢　楂肉五錢，炒

神曲二錢

水五杯，煮二杯，渣再煮一杯，三次服。

六十二　穢濕着裏，脘悶便泄，五加減正氣散主之。

穢濕而致脘悶，故用正氣散之香開，便泄而知脾胃俱傷，故加大腹運脾氣，穀芽昇胃氣也。以上二條，應入前寒濕類中。以同爲加減正氣散法，欲觀者知化裁古方之妙，故列於此。

五加減正氣散 苦辛溫法

藿香梗二錢　廣皮一錢五分　茯苓塊三錢　厚樸二錢　大腹皮一錢五分　穀芽一錢

蒼朮二錢

水五杯，煮二杯，日再服。

按：今人以藿香正氣散統治四時感冒，試問四時止一氣行令乎？抑各司一氣，且有兼氣乎？況受病之身軀臟腑，又各有不等乎？歷觀前五法，均用正氣散，而加法各有不同，亦可知用藥非絲絲入扣，不能中病。彼泛論四時不正之氣，與統治一切諸病之方，皆未望見軒岐之堂室者也。烏可云醫乎！

六十三　脈緩身痛，舌淡黃而滑，渴不多飲，或竟不渴，汗出熱解，繼而復熱，內不能運水穀之濕，外復感時令之濕，發表攻裏，兩不可施。誤認傷寒，必轉壞證。徒清熱則濕不退，徒祛濕則熱愈熾，黃芩滑石湯主之。

脈緩身痛，有似中風，但不浮，舌滑不渴飲，則非中風矣。若係中風，汗出則身痛解而熱不作矣。今繼而復熱者，乃濕熱相蒸之汗。濕屬陰邪，其氣留連不能因汗而退，故繼而復熱。內不能運水穀之濕，脾胃困於濕也，外復受時令之濕，經絡亦困於濕矣。倘以傷寒發表攻裏之法施之，發表則誅伐無過之表陽，傷而成痙。攻裏則脾胃之陽傷，而成洞泄寒中，故必轉壞證也。濕熱兩傷，不可偏治，故以黃芩、滑石、茯苓皮清濕中之熱，蔻仁、豬苓宣濕邪之正，再加腹皮、通草共成宣氣利小便之功，氣化則濕化，小便利則火腑通而熱自清矣。

黃芩滑石湯方 苦辛寒法

黃芩三錢　滑石三錢　茯苓皮三錢　大腹皮二錢　白蔻仁一錢　通草一錢　豬

苓三錢

水六杯，煮取二杯，渣再煮一杯，分溫三服。

六十四　陽明濕溫，嘔而不渴者，小半夏加茯苓湯主之。嘔甚而痞者，半夏瀉心湯去人參、乾薑、大棗、甘草加枳實、生薑主之。

嘔而不渴者，飲多熱少也，故主以小半夏加茯苓，逐其飲而嘔自止。嘔而兼痞，熱邪內陷與飲相搏，有固結不通之患，故以半夏瀉心去參、薑、甘、棗之補中，加枳實、生薑之宣胃也。

小半夏加茯苓湯

半夏六錢　茯苓六錢　生薑四錢

水五杯，煮取二杯，分二次服。

半夏瀉心湯去人參乾薑甘草大棗加枳實生薑方

半夏六錢　黃連二錢　黃芩三錢　枳實三錢　生薑三錢

水八杯，煮取三杯，分三次服。虛者復納人參、大棗。

徵按：濕之為病，其來也漸，其去也遲。譬若小人之易進而難退也。濕溫之痞，與濕寒異。濕寒之痞，兼有食積。濕溫之痞，熱陷邪留，故嘔而兼痞也。水氣上逆則嘔，水停膈間則痞，上干於頭則眩，中凌於心則悸，方目本文字字俱有斟酌，難為麤心者道。

六十五　濕聚熱蒸，蘊於經絡，寒戰熱熾，骨骱煩疼，舌色灰滯，面目痿黃，病名濕痹，宣痹湯主之。

《經》謂：風寒溼三者合而為痹。《金匱》謂經熱則痹。蓋《金匱》誠補《內經》之不足。痹之因於寒者固多，痹之兼乎熱者，亦復不少。本論因載濕溫而類及熱痹，見濕溫門中。

原有痹證，不及備載痹證之全，學者欲求全豹，當於《內經》、《金匱》、喻文，細驗於臨證之時，自有權衡。

氏、葉氏以及宋元諸名家合而參之自得。大抵不越寒熱兩條，虛實異治，寒

痺勢重而治反易，熱痺勢緩而治反難，實者單病軀殼易治，虛者兼病臟腑夾

痰飲腹滿等證，則難治矣。猶之傷寒兩感也。此條以舌灰目黃，知其爲濕中

生熱，寒戰熱熾，知其在經絡。骨骱疼痛，知其爲痺證。若泛用治濕之藥，

而不知循經入絡，則罔效矣。故以防己急走經絡之濕，杏仁開肺氣之先，連

翹清氣分之濕熱，赤豆清血分之濕熱，滑石利竅而清熱中之濕，山梔肅肺而

瀉濕中之熱，薏苡淡滲而主攣痺，半夏辛平而主寒熱，蠶沙化濁道中清氣，

痛甚加片子薑黃、海桐皮者，所以宣絡而止痛也。

宣痺湯方　苦辛通法

防己五錢　杏仁五錢　滑石五錢　連翹三錢　山梔三錢　薏苡五錢　半夏三錢，醋炒

晚蠶沙三錢　赤小豆皮三錢，赤小豆乃五穀中之赤小豆，味酸肉赤，涼水浸取皮用。非藥肆中之赤小豆，藥肆中之赤小豆乃廣中野豆，赤皮蒂黑肉黃，不入藥者也。

水八杯，煮取三杯，分溫三服。痛甚加片子薑黃二錢，海桐皮三錢。

六十六　濕鬱經脈，身熱身痛，汗多自利，胸腹白疹，內外合邪。純辛

走表，純苦清熱，皆在所忌。辛涼淡法，薏苡竹葉散主之。

上條但痺在經脈，此則臟腑亦有邪矣，故又立一法。汗多則表陽開，身痛

則表邪鬱，表陽開而不解表邪，其爲風濕無疑。蓋汗之解者寒邪也，風爲陽

邪，尚不能以汗解，況濕爲重濁之陰邪！故雖有汗不解也。學者於有汗不解

之證，當識其非風則濕，或爲風濕相搏也。自利者小便必短，白疹者，風濕

鬱於孫絡毛竅。此濕停熱鬱之證，故主以辛涼解肌表之熱，辛淡滲在裏之濕，

俾表邪從氣化而散，裏邪從小便而驅，雙解表裏之妙法也。與下條互斟自明。

薏苡竹葉散方　辛涼淡法，亦
　　　　　　　輕以去實法

薏苡五錢　竹葉三錢　飛滑石五錢　白蔲仁一錢五分　連翹三錢　茯苓塊五錢

白通草一錢五分

共爲細末，每服五錢，日三服。

六十七　風暑寒濕，雜感混淆，氣不主宣，咳嗽，頭脹，不飢，舌白，肢體若廢，杏仁薏苡湯主之。

雜感混淆，病非一端。乃以氣不主宣四字爲扼要，故以宣氣之藥爲君。既兼雨濕中寒邪，自當變辛涼爲辛溫，此條應入寒濕類中。列於此者，以其爲上條之對待也。

杏仁薏苡湯苦辛溫法

杏仁三錢　薏苡三錢　桂枝五分　生薑七分　厚樸一錢　半夏一錢五分　防

己一錢五分　白蒺藜二錢

水五杯，煮三杯，渣再煮一杯，分溫三服。

六十八　暑濕痺者，加減木防己湯主之。

此治痺之祖方也。風勝則引，引者吊痛掣痛之類，或上或下，四肢遊走作痛，《經》謂行痺是也。加桂枝、桑葉。濕勝則腫，腫者土曰敦阜加滑石、萆薢、蒼朮。寒勝則痛，痛者加防己、桂枝、薑黃、海桐皮。面赤口涎自出者，《靈樞》謂胃熱則廉泉開重加石膏、知母。絕無汗者，加羌活、蒼朮。汗多者加黃芪、炙甘草。兼痰飲者加半夏、厚樸、廣皮。因不能備載全文，故以祖方加減如此，聊示門徑而已。

加減木防己湯辛溫辛涼復法

防己六錢　桂枝三錢　石膏六錢　杏仁四錢　滑石四錢　白通草二錢　薏仁三錢

水八杯，煮取三杯，分溫三服。見小效不即退者，加重服，日三夜一。

汪按：痺證有周行著之分，其原有風寒濕熱之異。奈古方多以寒濕論治，且多雜用風藥，不知濕家忌汗，聖訓昭然。寒濕固有，熱濕尤多，誤用

辛溫，其害立見。再外感初傷氣分，惟貴宣通，誤認虛證，投柔膩補藥，其禍尤酷。學者細考本文，可得治熱痹之梗概矣。

六十九　濕熱不解，久釀成疸，古有成法，不及備載，聊列數則以備規矩。下瘧痢等證傲此。

本論之作，原補前人之未備。已有成法可循者，安能盡錄。因橫列四時雜感，不能不列濕溫，連類而及，又不能不列黃疸、瘧痢，不過畧標法則而已。按濕溫門中，其證最多，其方最多。蓋土居中位，穢濁所歸，四方皆至，悉可兼證，故錯綜參伍，無窮極也。即以黃疸一證而言，《金匱》有辨證三十五條，出治十二方。先審黃之必發不發，在於小便之利與不利。再察瘀熱入胃之因，或因外併，或因內發，或因食穀，或因酤酒，或因勞色，有隨經蓄血，入水黃汗，上盛者一身疸之易治難治，在於口之渴與不渴。

盡熱，下鬱者小便為難。又有表虛裏虛，熱除作噦，火劫致黃，知病有不

一之因，故治有不紊之法。於是脈弦脅痛，少陽未罷，仍主以和。渴飲水

漿，陽明化燥，急當瀉熱。濕在上，以辛散以風勝。濕在下，以苦泄以淡

滲。如狂蓄血，勢所必攻。汗後溺白，自宜投補。酒客多蘊熱，先用清中，

加之分利，後必顧其脾陽。女勞有穢濁，始以解毒，繼以滑竅，終當峻補真

陰。表虛者實衛，裏虛者建中。入水火劫，以及治逆變證，各立方論，以

為後學津梁。至寒濕在裏之治，陽明篇中，惟見一則，不出方論。指人以

寒濕中求之。蓋脾本畏木而喜風燥，制水而惡寒濕。今陰黃一證，寒濕相

搏，譬如卑監之土，須暴風日之陽，純陰之病，療以辛熱無疑，方雖不出，

法已顯然。奈丹溪云：不必分五疸，總是如盦醬相似。以為得治黃之扼要，

殊不知以之治陽黃，猶嫌其混，以之治陰黃，惡乎可哉！喻喜言於陰黃一

證，竟謂仲景方論亡失，恍若無所循從。惟羅謙甫具有卓識，力辨陰陽，遵

仲景寒濕之旨，出茵陳四逆湯之治。瑭於陰黃一證，究心有年。悉用羅氏

法而化裁之，無不應手取效。間有始即寒濕，從太陽寒水之化，繼因其人

陽氣尚未十分衰敗，得燥熱藥數帖，陽明轉燥金之化而爲陽證者，即從陽

黃例治之。

七十　夏秋疸病，濕熱氣蒸，外干時令，內蘊水穀，必以宣通氣分爲

要。失治則爲腫脹，由黃疸而腫脹者，苦辛淡法，二金湯主之。

此揭疸病之由，與治疸之法，失治之變，又因變製方之法也。

二金湯方　苦辛淡法

雞內金五錢　海金沙五錢　厚樸三錢　大腹皮三錢　豬苓三錢　白通草二錢

水八杯，煮取三杯，分三次，溫服。

七十一　諸黃疸小便短者，茵陳五苓散主之。

沈氏目南云：此黃疸氣分實證，通治之方也。胃爲水穀之海，營衛之源，風入胃家氣分，風濕相蒸，是爲陽黃。濕熱流於膀胱，氣鬱不化，則小便不利。當用五苓散宣通表裏之邪，茵陳開鬱而清濕熱。

茵陳五苓散　五苓散，方見前。五苓散係苦辛溫法，今茵陳倍五苓，乃苦辛微寒法。

茵陳末　十分　　五苓散　五分

共爲細末，和勻，每服三錢，日三服。

《金匱》方不及備載，當於本書研究。獨採此方者，以其爲實證通治之方，備外風內濕一則也。

七十二　黃疸脈沉，中痞惡心，便結溺赤，病屬三焦裏證，杏仁石膏湯主之。

前條兩解表裏，此條統治三焦，有一縱一橫之義。杏仁、石膏開上焦，

薑、半開中焦，枳實則由中驅下矣，山梔通行三焦，黃柏直清下焦，凡通宣

三焦之方，皆扼重上焦。以上焦為病之始入，且為氣化之先。雖統宣三焦之

方，而湯則名杏仁石膏也。

杏仁石膏湯方　苦辛寒法

杏仁五錢　石膏八錢　半夏五錢　山梔三錢　黃柏三錢　枳實汁每次三茶匙，沖　薑

汁每次三茶匙，沖

水八杯，煮取三杯，分三次，溫服。

七十三　素積勞倦，再感濕溫，誤用發表，身面俱黃，不飢溺赤，連翹

赤豆飲煎送保和丸。

前第七十條，由黃而變他病，此則由他病而變黃，亦遙相對待。證係

兩感，故方用連翹赤豆飲以解其外，保和丸以和其中。俾濕溫、勞倦、治

逆一齊解散矣。保和丸苦溫而運脾陽，行在裏之濕，陳皮、連翹由中達外，

其行濕固然矣。兼治勞倦者何？《經》云：勞者溫之。蓋人身之動作云爲，

皆賴陽氣爲之主張，積勞傷陽。勞倦者，因勞而倦也。倦者，四肢倦怠也。

脾主四肢，脾陽傷則四肢倦而無力也。再肺屬金而主氣，氣者，陽也。脾

屬土而生金，陽氣雖分內外，其實特一氣之轉輸耳。勞雖自外而來，外陽

既傷，則中陽不能獨運，中陽不運，是人之賴食濕以生者，反爲食濕所困。

脾既困於食濕，安能不失牝馬之貞而上承乾健乎！古人善治勞者，前則有仲

景，後則有東垣，皆從此處得手。奈之何後世醫者，但云勞病，輒用補陰，

非惑於丹溪一家之說哉。本論原爲外感而設，併不及內傷，茲特因兩感而

畧言之。

連翹赤豆飲方 苦辛微寒法

連翹二錢　山梔一錢　通草一錢　赤豆二錢　花粉一錢　香豆豉一錢

煎送保和丸三錢。

保和丸方 苦辛溫平法

山楂　神曲　茯苓　陳皮　菔子　連翹　半夏

七十四　濕甚爲熱，瘧邪痞結心下，舌白口渴，煩躁自利，初身痛，繼則心下亦痛，瀉心湯主之。

此瘧邪結心下氣分之方也。

瀉心湯 方法見前

七十五　瘧家濕瘧，忌用發散，蒼朮白虎湯加草果主之。

《金匱》謂瘧家忌汗，發汗則病痙。蓋以瘧者血脈間病，心主血脈，血

脈必虛而熱，然後成瘧，既成瘧以後，瘧膿又係血液所化，汗爲心液，由血

脈而達毛竅，再發汗以傷其心液，不瘞何待！故以白虎辛涼重劑，清陽明之

熱濕，由肺衛而出。加蒼朮、草果，溫散脾中重滯之寒濕，亦由肺衛而出。

陽明陽土，清以石膏、知母之辛涼。太陰陰土，溫以蒼朮、草果之苦溫。適

合其臟腑之宜，矯其一偏之性而已。

蒼朮白虎湯加草果方 辛涼復苦溫法

即前白虎湯內加蒼朮、草果

七十六　背寒，胸中痞結，瘧來日晏，邪漸入陰，草果知母湯主之。

此素積煩勞，未病先虛，故伏邪不肯解散。正陽餒弱，邪熱固結，是以

草果溫太陰獨勝之寒，知母瀉陽明獨勝之熱，厚樸佐草果瀉中焦之濕蘊，合

薑、半而開痞結，花粉佐知母而生津退熱。脾胃兼病，最畏木克，烏梅、黃

芩清熱而和肝。瘧來日晏，邪欲入陰，其所以昇之使出者，全賴草果。俗以烏梅、五味等酸斂，是知其一，莫知其他也。酸味秉厥陰之氣，居五味之首，與辛味合用，開發陽氣最速。觀小青龍湯自知。

草果知母湯方 苦辛寒兼酸法

草果 一錢五分　知母 二錢　半夏 三錢　厚樸 二錢　黃芩 一錢五分　烏梅 一錢五分

花粉 一錢五分　薑汁 五匙，沖

水五杯，煮取二杯，分二次，溫服。

按：此方即吳又可之達原飲去檳榔，加半夏、烏梅、薑汁，治中焦熱結陽陷之證最為合拍。吳氏乃以治不兼濕邪之溫疫初起，其謬甚矣。

再按：前賢製方，與集書者選方，不過示學者知法度，為學者立模範而已，未能預測後來之病證，其變幻若何？其兼證若何？其年歲又若何？所謂大匠誨人，能與人規矩，不能使人巧。至於奇巧絕倫之處，不能傳亦不可

傳，可遇而不可求，可暫而不可常者也。學者當心領神會，先務識其所以然

之故，而後增減古方之藥品分量，宜重宜輕，宜多宜寡，自有準的。所謂神

而明之，存乎其人。

七十七　瘧傷胃陽，氣逆不降，熱劫胃液，不飢不飽，不食不便，渴不

欲飲，味變酸濁，加減人參瀉心湯主之。

此雖陽氣受傷，陰汁被劫，恰偏於陽傷爲多，故救陽立胃基之藥四，存

陰瀉邪熱之藥二，喻氏所謂變胃而不受胃變之法也。

加減人參瀉心湯　苦辛溫復
　　　　　　　　　　　鹹寒法

人參二錢　　黃連一錢五分　　枳實一錢　　乾薑一錢五分　　生薑二錢　　牡蠣二錢

水五杯，煮取二杯，分二次，溫服。

按：大辛大溫，與大苦大寒合方，乃厥陰經之定例。蓋別臟之與腑，皆

分而爲二，或上下、或左右，不過經絡貫通，脂膜相連耳。惟肝之與膽，合

而爲一，膽即居於肝之內，肝動則膽亦動，膽動而肝即隨。肝宜溫，膽宜涼，

仲景烏梅丸、瀉心湯，立萬世法程矣。於小柴胡，先露其端。此證瘧邪擾胃，

致令胃氣上逆，而亦用此辛溫寒苦合法者何？蓋胃之爲腑，體陽而用陰，本

係下降，無上昇之理，其嘔吐噦痞，有時上逆，昇者，胃氣，所以使胃氣上

昇者，非胃氣也，肝與膽也。故古人以嘔爲肝病，今人則以爲胃病已耳。

可與剛中之柔，不可與柔中之剛。又云：治肝不效，每以胃藥收功。蓋土衰

木必乘之。扶陽明，所以制厥陰也。再考厥陰爲陰陽交際之處，貞下起元，

內藏相火，故用寒必復熱，用熱必復寒。仲景茱萸四逆、當歸四逆，不用純

陽，烏梅瀉心，陰陽併用，爲此也。

汪按：古人云肝爲剛臟，能受柔藥。胃爲柔臟，能受剛藥。故胃陽傷者

治肝不效，每以胃藥收功。蓋土衰

先賢於內傷腎肝陰中之陽者，用羊肉、鹿茸等血肉之品，不用薑、附及溫腎，必助涼肝，皆此義。至胃

為中土，傷陽則為卑監，當用剛遠柔。傷陰則為燥亢，當用柔遠剛，陽衰者

少佐宣暢，權衡在手，斯臨證無差矣。

七十八　瘧傷胃陰，不飢，不飽，不便，潮熱，得食則煩熱愈加，津液

不復者，麥冬麻仁湯主之。

暑濕傷氣，瘧邪傷陰，故見證如是。此條與上條不飢、不飽、不便相

同，上條以氣逆味酸不食辨陽傷，此條以潮熱得食，則煩熱愈加，定陰傷

也。陰傷既定，複胃陰者莫若甘寒，復酸味者，酸甘化陰也。兩條胃病，皆

有不便者何？九竅不和，皆屬胃病也。

麥冬麻仁湯方　酸甘化陰法

麥冬五錢，連心　火麻仁四錢　生白芍四錢　何首烏三錢　烏梅肉二錢　知母二錢

水八杯，煮取三杯，分三次，溫服。

七十九　太陰脾瘧，寒起四末，不渴多嘔，熱聚心胸，黃連白芍湯主之。煩躁甚者，可另服牛黃丸一丸。

脾主四肢，寒起四末而不渴，故知其爲脾瘧也。熱聚心胸而多嘔，中土病而肝木來乘，故方以兩和肝胃爲主。此偏於熱甚，故清熱之品重，而以芍藥收脾陰也。

黃連白芍湯方　苦辛寒法

黃連二錢　黃芩二錢　半夏三錢　枳實一錢五分　白芍三錢　薑汁五匙，沖

水八杯，煮取三杯，分三次，溫服。

八十　太陰脾瘧，脈濡寒熱，瘧來日遲，腹微滿，四肢不暖，露薑飲主之。

此偏於太陰虛寒，故以甘溫補正。其退邪之妙，全在用露。清肅能清邪

熱，甘潤不傷正陰，又得氣化之妙諦。

露薑飲方　甘溫復甘涼法

人參一錢　生薑一錢

水兩杯半，煮成一杯，露一宿，重湯溫服。

八十一　太陰脾瘧，脈弦而緩，寒戰，甚則嘔吐噫氣，腹鳴溏泄，苦辛寒法，不中與也。苦辛溫法，加味露薑飲主之。

上條純是太陰虛寒，此條邪氣更甚，脈兼弦，則土中有木矣，故加溫燥，泄木退邪。

加味露薑飲方　苦辛溫法

人參一錢　半夏二錢　草果一錢　生薑二錢　廣皮一錢　青皮一錢，醋炒

水二杯半，煮成一杯，滴荷葉露三匙，溫服。渣再煮一杯服。

八十二 中焦瘧，寒熱久不止，氣虛留邪，補中益氣湯主之。

留邪以氣虛之故，自以昇陽益氣立法。

補中益氣湯方

炙黃耆一錢五分 人參一錢 炙甘草一錢 白朮一錢，炒 廣皮五分 當歸五分

升麻三分，炙 柴胡三分，炙 生薑三片 大棗二枚，去核

水五杯，煮取二杯，渣再煮一杯，分溫三服。

八十三 脈左弦，暮熱早涼，汗解渴飲，少陽瘧偏於熱重者，青蒿鱉甲湯主之。

少陽切近三陰。立法以一面領邪外出，一面防邪內入為要領。小柴胡湯以柴胡領邪，以人參、大棗、甘草護正，以柴胡清表熱，以黃芩、甘草苦甘清裏熱，半夏、生薑兩和肝胃，醜內飲，宣胃陽，降胃陰，疏肝。用生薑、

大棗調和營衛，使表者不爭，裏者內安。清者清，補者補，昇者昇，降者

降，平者平，故曰和也。青蒿鼈甲湯，用小柴胡法而小變之，卻不用小柴胡

之藥者。小柴胡原爲傷寒立方，瘧緣於暑濕，其受邪之源，本自不同，故必

變通其藥味，以同在少陽一經，故不能離其法。青蒿鼈甲湯以青蒿領邪，青

蒿較柴胡力軟，且芳香逐穢，開絡之功，則較柴胡有獨勝。寒邪傷陽，柴胡

湯中之人參、甘草、生薑，皆護陽者也。暑熱傷陰，故改用鼈甲護陰。鼈甲

乃蠕動之物，且能入陰絡搜邪，柴胡湯以脇痛，乾嘔爲飲邪所致，故以薑、

半通陽降陰而清飲邪。青蒿鼈甲湯以邪熱傷陰，則用知母、花粉以清熱邪而

止渴，丹皮清少陽血分，桑葉清少陽絡中氣分，宗古法而變古方者，以邪之

偏寒偏熱不同也。此葉氏之讀古書，善用古方，豈他人之死於句下者，所可

同日語哉！

八十四　少陽瘧如傷寒證者，小柴胡湯主之。渴甚者，去半夏，加栝蔞根。脈弦遲者，小柴胡加乾薑陳皮湯主之。

少陽瘧如傷寒少陽證，乃偏於寒重而熱輕，故仍從小柴胡法。若內躁渴甚，則去半夏之燥，加栝蔞根生津止渴。脈弦遲，則寒更重矣，《金匱》謂脈弦遲者，當溫之。故於小柴胡湯內，加乾薑、陳皮溫中。且能由中達外，使中陽得伸，逐邪外出也。

青蒿鱉甲湯方　苦辛鹹寒法

青蒿三錢　知母二錢　桑葉二錢　鱉甲五錢　丹皮二錢　花粉二錢

水五杯，煮取二杯，瘧來前，分二次，溫服。

小柴胡湯方　苦辛甘溫法

柴胡三錢　黃芩一錢五分　半夏二錢　人參一錢　炙甘草一錢五分　生薑三片

大棗二枚，去核

水五杯，煮取二杯，分二次，溫服。加減如《傷寒論》中法。渴甚者去

半夏，加栝蔞根三錢。

小柴胡加乾薑陳皮湯方苦辛溫法

即於小柴胡湯內加乾薑二錢、陳皮二錢。

水八杯，煮取三杯，分三次，溫服。

八十五　舌白脘悶，寒起四末，渴喜熱飲，濕蘊之故，名曰濕瘧，厚樸

草果湯主之。

此熱少濕多之證。舌白脘悶，皆濕爲之也。寒起四末，濕鬱脾陽，脾主

四肢，故寒起於此。渴，熱也。當喜涼飲，而反喜熱飲者，濕爲陰邪，瀰漫

於中，喜熱以開之也。故方法以苦辛通降，純用溫開，而不必苦寒也。

厚樸草果湯方 _{苦辛溫法}

厚樸_{一錢五分}　杏仁_{一錢五分}　草果_{一錢}　半夏_{二錢}　茯苓塊_{三錢}　廣皮_{一錢}

水五杯，煮取二杯，分二次，溫服。

按：中焦之瘧，脾胃正當其衝。偏於熱者胃受之，法則偏於救胃。偏於濕者脾受之，法則偏於救脾。胃，陽腑也，救胃必用甘寒、苦寒。脾，陰臟也，救脾必用甘溫、苦辛。兩平者，兩救之。本論列瘧證寥寥數則，暑備大綱，不能徧載。然於此數條，反復對勘，彼此互印，再從上焦篇究來路，下焦篇閱歸路，其規矩準繩，亦可知其大畧矣。

八十六　濕溫內蘊，夾雜飲食停滯，氣不得運，血不得行，遂成滯下，俗名痢疾。古稱重證，以其深入臟腑也。初起腹痛脹者易治，日久不痛併不脹者難治，脈小弱者易治，脈實大數者難治。老年久衰，實大小弱併難治，

脈調和者易治。日數十行者易治，一、二行或有或無者難治。面色、便色鮮明

者易治，穢暗者難治。噤口痢，屬實者尚可治，屬虛者難治。先滯後利俗所謂痢疾後

利俗謂之泄瀉者易治，先利後滯者難治。先滯後瘕者易治，先瘕後滯者難治。

本年新受者易治，上年伏暑、酒客積熱、老年陽虛積濕者難治。季脅少腹無

動氣疝瘕者易治，有者難治。

此痢疾之大綱。雖羅列難治易治十數條，總不出邪機向外者易治，深入

臟絡者難治也。諺云：餓不死的傷寒，脹不死的痢疾。時人解云：凡病傷

寒，當禁其食，令病者餓，則不至與外邪相搏而死也。痢疾日下數十行，

下者既多，腸胃空虛，必令病者多食，則不至腸胃盡空而死也。不知此二

語，乃古之賢醫金針度人處。後人不審病情，不識句讀，以致妄解耳。按

《內經》熱病禁食，在少愈之際，不在受病之初。仲景《傷寒論》中，現有

食粥卻病之條，但不可食重濁肥膩耳。痢疾暑濕夾飲食內傷，邪非一端，腸胃均受其殃，古人每云淡薄滋味，如何可以恣食，與邪氣團成一片，病久不解耶。吾見痢疾不戒口腹而死者，不可勝數。蓋此二語，餓字、膩字，皆自爲一句。謂患傷寒之人，尚知餓思食，是不死之證，其死者，醫殺之也。

蓋傷寒暴發之病，自外而來，若傷衛而未及於營，病人知餓，病機尚淺，醫者助胃氣，捍外侮則愈，故云不死。若不餓則重矣。仲景謂風病能食，寒病不能食是也。痢疾久伏之邪，由內下注，若臟氣有餘，不肯容留邪氣，彼此互爭則膿。邪機向外，醫者順水推舟則愈，故云不死。若臟氣已虛，純遂邪氣，則不膿而寇深矣。

汪按：瘧、痢二證，若不能薄味，藥雖對證，亦不能效。其愈後堅壁清野之法，與傷寒溫病相同。但瘧疾至正氣大衰之時，胃虛不能勝邪，俗人仍

令禁食，亦大謬也。丹溪《格致餘論》俗言無飽死痢一條可參看。

八十七　自利不爽，欲作滯下，腹中拘急，小便短者，四苓合芩芍湯主之。

既自利俗謂泄瀉矣，理當快利，而又不爽者何？蓋濕中藏熱，氣為濕熱鬱傷，而不得暢遂其本性，故滯臟腑之中，全賴此一氣之轉輸。氣既滯矣，焉有不欲作滯下之理乎！曰欲作，作而未遂也。拘急，不爽之象，積滯之情狀也。小便短者，濕注大腸，闌門小腸之末，大腸之始不分水，膀胱不滲濕也。故以四苓散分闌門，通膀胱，開支河，使邪不直注大腸。合芩芍法，宣氣分，清積滯，預奪其滯下之路也。此乃初起之方，久痢陰傷，不可分利，故方後云：人利不在用之。

按：浙人倪涵初，作瘧痢三方，於痢疾條下，先立禁汗，禁分利，禁大

下，禁溫補之法。是誠見世之妄醫者，誤汗，誤下，誤分利，誤溫補，以致

沉疴不起，痛心疾首而有是作也。然一概禁之，未免因噎廢食。且其三方，

亦何能包括痢門諸證！是安於小成，而不深究大體也。瑭勤求古訓，靜與

心謀，以爲可汗則汗，可下則下，可清則清，可補則補，一視其證之所現，

而不可先有成見也。至於誤之一字，醫者時刻留心，猶恐思慮不及，學術不

到，豈可謬於見聞而不加察哉！

四苓合芩芍湯方 苦辛寒法

蒼朮二錢　豬苓二錢　茯苓二錢　澤瀉二錢　白芍二錢　黃芩二錢　廣皮一錢五分

厚樸二錢　木香一錢

水五杯，煮取二杯，分二次，溫服。久痢不再用之。

八十八　暑濕，風寒雜感，寒熱迭作，表證正盛，裏證復急，腹不和而

滯下者，活人敗毒散主之。

此證乃內傷水穀之釀濕，外受時令之風濕，中氣本自不足之人，又氣為濕傷，內外俱急。立方之法，以人參為君，坐鎮中州，為督戰之帥。以二活、二胡合芎藭，從半表半裏之際領邪外出，喻氏所謂逆流挽舟者此也。以枳殼宣中焦之氣，茯苓滲中焦之濕，以桔梗開肺與大腸之痹，甘草和合諸藥，乃陷者舉之之法。不治痢而治致痢之源。痢之初起，憎寒壯熱者，非此不可也。若云統治傷寒溫疫瘴氣則不可，凡病各有所因，豈一方之所得而統之也哉！此方在風濕門中，用處甚多，若濕不兼風而兼熱者，即不合拍，奚況溫熱門乎！世醫用此方治溫病，已非一日，吾只見其害，未見其利也。

活人敗毒散 辛甘溫法

羌活　獨活　茯苓　川芎　枳殼　柴胡　人參　前胡　桔梗以上各一兩

甘草五錢

共爲細末，每服二錢，水一杯，生薑三片，煎至七分，頓服之。熱毒衝

胃噤口者，本方加陳倉米各等分，名倉廩散。服法如前，加一倍。噤口屬虛

者勿用之。

汪按：噤口有虛實之分，此方虛者固不可用，即實證亦惟表證重者當

用。

若中焦濕熱壅滯，當用丹溪人參黃連法，虛者當於理中等法求之。

八十九　滯下已成，腹脹痛，加減芩芍湯主之。

此滯下初成之實證，一以疏利腸間濕熱爲主。

加減芩芍湯方苦辛寒法

白芍三錢　黃芩二錢　黃連一錢五分　厚樸二錢　木香一錢，煨　廣皮二錢

水八杯，煮取三杯，分三次，溫服。忌油膩、生冷。

加減法：肛墜者，加檳榔二錢。腹痛甚欲便，便後痛減，再痛再便者，

白滯加附子一錢五分、酒炒大黃三錢。紅滯加肉桂一錢五分、酒炒大黃三錢，

通爽後即止，不可頻下。如積未淨，當減其製，紅積加歸尾一錢五分、紅花

一錢、桃仁二錢。舌濁脈實有食積者，加楂肉一錢五分、神曲二錢、枳殼一

錢五分。濕重者，目黃舌白不渴，加茵陳三錢、白通草一錢、滑石一錢。

九十　滯下濕熱內蘊，中焦痞結，神識昏亂，瀉心湯主之。

滯下由於濕熱內蘊，以致中痞，但以瀉心治痞結之所由來，而滯自止矣。

瀉心湯 方法併見前

九十一　滯下紅白，舌色灰黃，渴不多飲，小溲不利，滑石藿香湯主之。

此暑濕內伏，三焦氣機阻室，故不肯見積治積，乃以辛淡滲濕宣氣，芳

香利竅，治所以致積之因，庶積滯不期愈而自愈矣。

滑石藿香湯方 辛淡合芳香法

飛滑石 三錢　白通草 一錢　豬苓 二錢　茯苓皮 三錢　藿香梗 二錢　厚樸 二錢

白蔻仁 一錢　廣皮 一錢

水五杯，煮取二杯，分二次服。

九十二　濕溫下利，脫肛，五苓散加寒水石主之。

此急開支河，俾濕去而利自止。

五苓散加寒水石方 辛溫淡復寒法

即於五苓散內加寒水石三錢，如服五苓散法，久痢不再用之。

九十三　久痢陽明不闔，人參石脂湯主之。

九竅不和，皆屬胃病。久痢胃虛，虛則寒，胃氣下溜，故以堵截陽明

為法。

人參石脂湯方　辛甘溫合澀法，即

桃花湯之變法也

人參三錢　赤石脂三錢，細末　炮薑二錢　白粳米一合，炒

水五杯，先煮人參、白米、炮薑令濃，得二杯，後調石脂細末和勻。分

二次服。

九十四　自利腹滿，小便清長，脈濡而小，病在太陰，法當溫臟，勿事

通腑，加減附子理中湯主之。

此偏於濕，合臟陰無熱之證，故以附子理中湯，去甘守之人參、甘草，

加通運之茯苓、厚朴。

加減附子理中湯方　苦辛溫法

白朮三錢　附子二錢　乾薑二錢　茯苓三錢　厚樸二錢

水五杯，煮取二杯，分二次，溫服。

汪按：理中不獨濕困太陰宜用，每見夏日傷冰水瓜果，立時發痢者，止

有寒濕，併無熱證，小兒尤多此證。小便亦或短赤，不可拘泥，宜用理中，

甚則加附子。瓜果積，加丁香、草果；下利滯澀者，加當歸。其有誤用克伐

者，則人參又當倍用矣。上焦有暑濕或嘔者，反佐薑、連少許。

九十五 自利不渴者，屬太陰。甚則噦俗名呃忒，衝氣逆，急救土敗，附

子粳米湯主之。

此條較上條更危。上條陰濕與臟陰相合，而臟之真陽未敗，此則臟陽結

而邪陰與臟陰毫無忌憚，故上條猶係通補，此則純用守補矣。扶陽抑陰之大

法如此。

附子粳米湯方 苦辛熱法

人參三錢 附子二錢 炙甘草二錢 粳米一合 乾薑二錢

水五杯，煮取二杯，渣再煮一杯，分三次，溫服。

九十六　瘧邪熱氣，內陷變痢，久延時日，脾胃氣衰，面浮腹膨，裏急

肛墜，中虛伏邪，加減小柴胡湯主之。

瘧邪在經者多，較之痢邪在臟腑者淺，痢則深於瘧矣。內陷云者，由淺

入深也。治之之法，不出喻氏逆流挽舟之議。蓋陷而入者，仍提而使之出

也。故以柴胡由下而上，入深出淺，合黃芩兩和陰陽之邪，以人參合穀芽宣

昇氣分，故推穀滯，山楂降血分，故推肉滯也。

補胃陽，丹皮、歸、芍內護三陰，穀芽推氣分之滯，山楂推血分之滯，穀芽

加減小柴胡湯苦辛溫法

柴胡三錢　黃芩二錢　人參一錢　丹皮一錢　白芍二錢，炒　當歸一錢五分，土炒

穀芽一錢五分　山楂炒一錢五分，

水八杯，煮取三杯，分三次，溫服。

九十七　春溫內陷，下痢，最易厥脫，加減黃連阿膠湯主之。

春溫內陷，其爲熱多濕少明矣。熱必傷陰，故立法以救陰爲主。救陰之法，豈能出育陰、堅陰兩法外哉！此黃連之堅陰，阿膠之育陰，所以合而名湯也。從黃連者黃芩，從阿膠者生地、白芍也。炙草則統甘苦而併和之。此下三條，應列下焦，以與諸內陷併觀，故列於此。

加減黃連阿膠湯甘寒苦寒合化陰氣法

黃連三錢　阿膠三錢　黃芩二錢　炒生地四錢　生白芍五錢　炙甘草一錢五分

水八杯，煮取三杯，分三次，溫服。

九十八　氣虛下陷，門戶不藏，加減補中益氣湯主之。

此邪少虛多，偏於氣分之證，故以昇補爲主。

加減補中益氣湯 甘溫法

人參二錢 黃耆二錢 廣皮一錢 炙甘草一錢 歸身二錢 炒白芍三錢 防風

五分 升麻三分

水八杯，煮取三杯，分三次，溫服。

九十九 內虛下陷，熱利下重，腹痛，脈左小右大，加味白頭翁湯主之。

此內虛濕熱下陷，將成滯下之方。仲景《厥陰篇》謂熱利下重者，白頭

翁湯主之。按：熱注下焦，設不差，必圍膿血。脈右大者，邪從上中而來，

左小者，下焦受邪，堅結不散之象，故以白頭翁無風而搖者，稟甲乙之氣，

透發下陷之邪，使之上出。又能有風而靜，稟庚辛之氣，清能除熱，燥能除

濕，濕熱之積滯去而腹痛自止。秦皮得水木相生之氣，色碧而氣味苦寒，所

以能清肝熱。黃連得少陰水精，能清腸澼之熱。黃柏得水土之精，滲濕而清

熱。加黃芩、白芍者，內陷之證，由上而中而下，且右手脈大，上中尚有餘

邪，故以黃芩清腸胃之熱，兼清肌表之熱。黃連、黃柏但走中下，黃芩則走

中上。蓋黃芩手足陽明，手太陰藥也。白芍去惡血，生新血，且能調血中之

氣。按：仲景太陽篇，有表證未罷，誤下而成協熱下利之證，心下痞鞕之

寒證，則用桂枝人參湯。脈促之熱證，則用葛根黃連黃芩湯，與此不同。

加味白頭翁湯 苦寒法

白頭翁 三錢　秦皮 二錢　黃連 二錢　黃柏 二錢　白芍 二錢　黃芩 三錢

水八杯，煮取三杯，分三次服。

汪按：治痢之法，非通則濇，扼要在有邪無邪，陰陽氣血淺深，久暫虛

實之間，稍誤則危，不可不慎也。又痢俱兼濕，例禁柔膩 溫邪下痢者非。其有久痢陰

虛，當攝納陰液，或陰中陽虛，應用理陰煎等法者，屬下焦。

徵按：滯下自利諸條，俱係下焦篇證，似不應列入中焦。要知致病之

由，則自中焦而起，所以《金匱》方中祇有黃芩湯，以治太陽少陽兩經合病

之下利，遂開萬世治利之門。《經》云：治病必求其本，此之謂也。

秋　燥

一百　燥傷胃陰，五汁飲主之，玉竹麥門冬湯亦主之。

五汁飲 方法併見前

玉竹麥門冬湯 甘寒法

玉竹 三錢　　麥冬 三錢　　沙參 二錢　　生甘草 一錢

水五杯，煮取二杯，分二次服。土虛者，加生扁豆。氣虛者，加人參。

一〇一　胃液乾燥，外感已淨者，牛乳飲主之。

此以津血填津血法也。

牛乳飲_{甘寒法}

牛乳_{一杯}

重湯燉熟，頓服之，甚者日再服。

一〇二　燥證，氣血兩燔者，玉女煎主之。

玉女煎方_{見上焦篇}

汪按：燥證路徑無多，故方法甚簡。始用辛涼，繼用甘涼，與溫熱相似。但溫熱傳至中焦，間有當用寒苦者。燥證則惟喜柔潤，最忌苦燥，斷無用之之理矣。其有濕未退而燥已起，及上燥下濕，下燥上濕者，俱見濕門。

卷三

問心堂溫病條辨下焦篇

風溫　溫熱　溫疫　溫毒　冬溫

一　風溫、溫熱、溫疫、溫毒、冬溫，邪在陽明久羈。或已下，或未下，身熱面赤，口乾舌燥，甚則齒黑唇裂，脈沉實者，仍可下之。脈虛大，手足心熱甚於手足背者，加減復脈湯主之。

溫邪久羈中焦，陽明陽土，未有不克少陰癸水者。或已下而陰傷，或未下而陰竭。若實證居多，正氣未至潰敗，脈來沉實有力，尚可假手於一下，即《傷寒論》中急下以存津液之謂。若中無結糞，邪熱少而虛熱多，

其人脈必虛，手足心主裏，其熱必甚於手足背之主表也。若再下其熱，是竭其津而速之死也。故以復脈湯復其津液，陰復則陽留，庶可不至於死也。去參、桂、薑、棗之補陽，加白芍收三陰之陰，故云加減復脈湯。在仲景當日治傷於寒者之結代，自有取於參、桂、薑、棗，復脈中之陽。今治傷於溫者之陽亢陰竭，不得再補其陽也。用古法而不拘用古方，醫者之化裁也。

二　溫病誤表，津液被劫，心中震震，舌強神昏，宜復脈法復其津液，舌上津回則生，汗自出，中無所主者，救逆湯主之。

誤表動陽，心氣傷則心震，心液傷則舌蹇，故宜復脈復其津液也。若傷之太甚，陰陽有脫離之象，復脈亦不勝任，則非救逆不可。

三　溫病耳聾，病係少陰，與柴胡湯者必死。六、七日以後，宜復脈輩，

復其精。

溫病無三陽經證，卻有陽明腑證，中焦篇已申明腑證之由矣。三陰臟證。蓋臟者藏也，藏精者也。溫病最善傷精，三陰實當其衝，如陽明結則脾陰傷而不行，脾胃臟腑切近相連，夫累及妻，理固然也。有急下以存津液一法，土實則水虛，浸假而累及少陰矣，耳聾不臥等證是也。水虛則木強，浸假而累及厥陰矣，目閉痙厥等證是也。此由上及下，由陽入陰之道路，學者不可不知。按溫病耳聾，《靈》、《素》稱其必死，豈少陽耳聾，竟至於死耶！《經》謂腎開竅於耳，脫精者耳聾。蓋初則陽火上閉，陰精不得上承，清竅不通，繼則陽亢陰竭，若再以小柴胡湯直昇少陽，其勢必至下竭上厥，不死何待！何時醫悉以陶氏《六書》，統治四時一切病證，而不究心於《靈》、《素》、《難經》也哉！瑭於溫病六、七日以外，壯火少減，陰火內熾耳聾者，悉以復陰

得效。曰宜復脈輩者，不過立法如此，臨時對證，加減盡善，是所望於當其任者。

四　勞倦內傷，復感溫病，六、七日以外不解者，宜復脈法。

此兩感治法也。甘能益氣，凡甘皆補，故宜復脈。服二、三帖後，身不熱而倦甚，仍加人參。

五　溫病已汗而不得汗，已下而熱不退，六、七日以外，脈尚躁盛者，重與復脈湯。

已與發汗而不得汗，已與通裏而熱不除，其爲汗、下不當可知。脈尚躁盛，邪固不爲藥衰，正氣亦尚能與邪氣分爭，故須重與復脈，扶正以敵邪，正勝則生矣。

六　溫病誤用昇散，脈結代，甚則脈兩至者，重與復脈。雖有他證，後

治之。

此留人治病法也。即仲景裏急，急當救裏之義。

七　汗下後，口燥咽乾，神倦欲眠，舌赤苔老，與復脈湯。

在中焦下後與益胃湯，復胃中津液，以邪氣未曾深入下焦。若口燥咽乾，乃少陰之液，無以上供。神昏欲眠，有少陰但欲寐之象，故與復脈。

八　熱邪深入，或在少陰，或在厥陰，均宜復脈。

此言復脈爲熱邪劫陰之總司也。蓋少陰藏精，厥陰必待少陰精足而後能生。二經均可主以復脈者，乙癸同源也。

加減復脈湯方　甘潤存津法

炙甘草六錢　乾地黃六錢可取汁用　按：地黃三種用法：生地者，鮮地黃，未曬乾者也。可入藥煮用，上、中焦用以退熱存津。乾地黃者，乃生地曬乾，其性甘涼，上、中焦用以退熱存津。熟地製以酒與砂仁，九蒸九曬而成，是又以丙火、丁火合煉已爲丙火煉過，去其寒涼之性，本草稱其甘溫。奈何今人悉以乾地黃爲生地，愈謂乾地黃爲生地，而曰寒涼，指之也，故其性甘溫。北人併不知世有生地，

鹿爲馬，不可不辨。

生白芍六錢　麥冬五錢，不去心　阿膠三錢　麻仁三錢　按：柯韻伯謂舊傳麻仁者誤，當系棗仁。彼從心悸動三字中

看出傳寫之誤，不爲無見。今治溫熱有取於麻仁甘益氣、潤去燥，故仍從麻仁。

水八杯，煮取八分三杯，分三次服。劇者加甘草至一兩，地黃、白芍八

錢，麥冬七錢，日三，夜一服。

救逆湯方　鎮攝法

即於加減復脈湯內去麻仁，加生龍骨四錢、生牡蠣八錢，煎如復脈法。

脈虛大欲散者，加人參二錢。

九　下後大便溏甚，周十二時三、四行，脈仍數者，未可與復脈湯，一

甲煎主之。服一、二日，大便不溏者，可與一甲復脈湯。

下後法當數日不大便，今反溏而頻數，非其人真陽素虛，即下之不得其

道，有亡陰之慮。若以復脈滑潤，是以存陰之品反爲瀉陰之用，故以牡蠣一

味，單用則力大，既能存陰，又嗇大便，且清在裏之餘熱，一物而三用之。

一甲煎鹹寒兼澀法

生牡蠣_{二兩，碾細}

水八杯，煮取三杯，分溫三服。

一甲復脈湯方

即於加減復脈湯內，去麻仁，加牡蠣一兩。

十　下焦溫病，但大便溏者，即與一甲復脈湯。

溫病深入下焦劫陰，必以救陰爲急務，然救陰之藥多滑潤，但見大便溏，不必待日三、四行，即以一甲復脈法，復陰之中，預防泄陰之弊。

十一　少陰溫病，真陰欲竭，壯火復熾，心中煩，不得臥者，黃連阿膠

湯主之。

按：前復脈法爲邪少虛多之治，其有陰既虧而實邪正盛，甘草即不合

拍，心中煩，陽邪挾心陽獨亢於上，心體之陰，無容留之地，故煩雜無奈。

不得臥，陽亢不入於陰，陰虛不受陽納，雖欲臥得乎。此證陰陽各自爲道，

不相交互，去死不遠。故以黃芩從黃連，外瀉壯火而內堅真陰。以芍藥從阿

膠，內護真陰而外扞亢陽。名黃連阿膠湯者，取一剛以禦外侮，一柔以護內

主之義也。其交關變化神明不測之妙，全在一雞子黃。前人訓雞子黃，僉謂

雞爲巽木，得心之母氣，色赤入心，虛則補母而已，理雖至當，殆未盡其

妙。蓋雞子黃有地球之象，爲血肉有情，生生不已，乃奠安中焦之聖品，有

甘草之功能，而靈於甘草，其正中有孔，故能上通心氣，下達腎氣，居中以

達兩頭，有蓮子之妙用，其性和平，能使亢者不爭，弱者得振，其氣焦臭，

故上補心，其味甘鹹，故下補腎，再釋家有地水風火之喻，此證大風一起，

蕩然無餘，雞子黃鎮定中焦，通徹上下，合阿膠能預熄內風之震動也，然不

知人身陰陽相抱之義，必未能識仲景用雞子黃之妙。謹將人身陰陽生死寤寐

圖形，開列於後，以便學者，入道有階也。

陽 ○ 陰　寤

○　陰出於陽則寤　寐　○　陽入于陰則寐

○○　陽從上脫

○○　陰從下脫

○○　陰陽交脫

黃連阿膠湯方　苦甘鹹寒法

黃連四錢　黃芩一錢　阿膠三錢　白芍一錢　雞子黃二枚

水八杯，先煮三物，取三杯。去滓，內膠烊盡，再納雞子黃，攪令相

得，日三服。

徵按：此《金匱》治傷寒少陰病，二三日以上，心煩不得臥之祖方也。

二三日以上，寒變熱之時也。少陰多寐，以傳經之陽邪灼陰，故不得臥，與

少陰溫病，確乎相合。陽亢不入於陰，陰虛不受陽納二語，雖倡自葉氏，然

亦自經文衛氣留於陽，則陽氣滿。不得入於陰，則陰氣虛，故目不瞑而來，

可爲一切不寐之總綱。他如濕痰留於胃腑不寐，《內經》則有半夏湯以通其

陽，其方則以千里外之流水揚萬遍，取五升，炊以葦薪，沸則內秫米一升，

半夏五合，炊至升半，去渣，飲汁一小杯，日三服，以知爲度。虛煩不眠，

仲祖則有酸棗仁湯以和其陰，方用棗仁二升，知母、茯苓、川芎各二兩，甘

草一兩，以水八升，煮酸棗仁得六升，納諸藥，煮取三升，分溫三服。又如

膽虛不寐，《本事方》有鱉甲丸：鱉甲、棗仁、羌活、牛膝、五味、參、耆

各等分，細末，蜜丸桐子大。每用溫酒服三、四十丸。痰熱不眠，《集驗方》

有溫膽湯：橘紅、半夏、茯神、甘草、枳實、竹茹。驚悸不眠，半夏、陳

皮、甘草、茯實、茯苓、竹茹。虛勞不寐，棗仁二兩，碾末同半夏二合煮

糜，入地黃汁一合，再煮，時時與服。六一散加牛黃，治煩躁不眠。竹葉湯

調服炒棗仁末，治脾虛不眠之類。條例甚多，總不出乎安胃和中，俾陽明之

氣順，則陰陽之道路可通而已矣。

十二　夜熱早涼，熱退無汗，熱自陰來者，青蒿鱉甲湯主之。

夜行陰分而熱，日行陽分而涼，邪氣深伏陰分可知。熱退無汗，邪不

出表而仍歸陰分，更可知矣。故曰熱自陰分而來，非上、中焦之陽熱也。

邪氣深伏陰分，混處氣血之中，不能純用養陰，又非壯火，更不得任用苦

燥，故以鱉甲蠕動之物，入肝經至陰之分，既能養陰，又能入絡搜邪。以

青蒿芳香透絡，從少陽領邪外出，細生地清陰絡之熱，丹皮瀉血中之伏火，

再此方有先入後出

知母者，知病之母也，佐鱉甲、青蒿而成搜剔之功焉。

之妙，青蒿不能直入陰分，有鱉甲領之入也，鱉甲不能獨出陽分，有青蒿

領之出也。

青蒿鱉甲湯方 辛涼合甘寒法

青蒿二錢　鱉甲五錢　細生地四錢　知母二錢　丹皮三錢

水五杯，煮取二杯，日再服。

十三　熱邪深入下焦，脈沉數，舌乾齒黑，手指但覺蠕動，急防痙厥，二甲復脈湯主之。

此示人痙厥之漸也。溫病七、八日以後，熱深不解，口中津液乾涸，但覺手指掣動，即當防其痙厥，不必俟其已厥而後治也。故以復脈育陰，加入介屬潛陽，使陰陽交紐，庶厥可不作也。

二甲復脈湯方 鹹寒甘潤法

即於加減復脈湯內，加生牡蠣五錢、生鱉甲八錢。

十四　下焦溫病，熱深厥甚，脈細促，心中憺憺大動，甚則心中痛者，

三甲復脈湯主之。

前二甲復脈，防痙厥之漸，既痙厥已作，亦可以二甲復脈止厥。茲又加龜板名三甲者，以心中大動，甚則痛而然也。心中動者，火以水爲體，肝風鴟張，立刻有吸盡西江之勢。腎水本虛，不能濟肝而後發痙，既痙而水難猝補。心之本體欲失，故惕惕然而大動也。甚則痛者，陰維爲病主心痛。此證熱久傷陰，八脈麗於肝腎，肝腎虛而累及陰維，故心痛。非如寒氣客於心胸之心痛，可用溫通，故以鎮腎氣、補任脈、通陰維之龜板止心痛。合入肝搜邪之二甲，相濟成功也。

三甲復脈湯方 _{同二甲湯法}同二甲湯法

即於二甲復脈湯內，加生龜板一兩。

十五　既厥且噦 _{俗名呃忒}俗名呃忒，脈細而勁，小定風珠主之。

溫邪久踞下焦，爍肝液爲厥，擾衝脈爲噦，脈陰陽俱減，則細。肝木橫

強則勁，故以雞子黃實土而定內風，龜板補任謂任脈而鎮衝脈。阿膠沉降，補

液而熄肝風。淡菜生於鹹水之中而能淡，外偶內奇，有坎卦之象，能補陰中

之真陽，其形翕闓，故又能潛真陽之上動。童便以濁液仍歸濁道，用以爲使

也。名定風珠者，以雞子黃宛如珠形，得巽木之精，而能熄肝風，肝爲巽

木，巽爲風也。龜亦有珠，具真武之德而鎮震木，震爲雷，在人爲膽，雷動

未有無風者，雷靜而風亦靜矣。亢陽直上巔頂，龍上於天也。制龍者，龜

也。古者豢龍禦龍之法，失傳已久，其大要不出乎此。

小定風珠方 甘寒鹹法

雞子黃一枚，生用　真阿膠二錢　生龜板六錢　童便一杯　淡菜三錢

水五杯，先煮龜板、淡菜得二杯，去滓，入阿膠上火烊化，納雞子黃，

攪令相得，再沖童便，頓服之。

十六　熱邪久羈，吸爍真陰，或因誤表，或因妄攻，神倦瘛瘲，脈氣虛弱，舌絳苔少，時時欲脫者，大定風珠主之。

此邪氣已去八、九，真陰僅存一、二之治也。觀脈虛苔少可知，故以大隊濃濁填陰塞隙，介屬潛陽鎮定。以雞子黃一味，從足太陰，下安足三陰，上濟手三陰，使上下交合，陰得安其位，斯陽可立根基。俾陰陽有眷屬一家之義，庶可不致絕歟。

大定風珠方　酸甘鹹法

生白芍六錢　阿膠三錢　生龜板四錢　乾地黃六錢　麻仁二錢　五味子二錢

生牡蠣四錢　麥冬六錢，連心　炙甘草四錢　雞子黃二枚，生　鱉甲四錢，生

水八杯，煮取三杯，去滓，再入雞子黃，攪令相得，分三次服。喘加人

參，自汗者加龍骨、人參、小麥，悸者加茯神、人參、小麥。

十七　壯火尚盛者，不得用定風珠復脈。邪少虛多者，不得用黃連阿膠湯。陰虛欲痙者，不得用青蒿鱉甲湯。

此諸方之禁也。前數方雖皆爲存陰退熱而設，其中有以補陰之品，爲退熱之用者。有一面補陰，一面搜邪者。有一面填陰，一面護陽者。各宜心領神會，不可混也。

十八　痙厥神昏，舌短，煩躁，手少陰證未罷者，先與牛黃紫雪輩，開竅搜邪，再與復脈湯存陰，三甲潛陽。臨證細參，勿致倒亂。

痙厥神昏，舌蹇煩躁，統而言之曰厥陰證。然有手經足經之分，在上焦以清邪爲主，清邪之後，必繼以存陰。在下焦以存陰爲主，存陰之先，若邪尚有餘，必先以搜邪。手少陰證未罷，如寸脈大，口氣重，顴赤，白睛赤，

熱壯之類。

十九　邪氣久羈，肌膚甲錯，或因下後邪欲潰，或因存陰得液蒸汗，正氣已虛，不能即出，陰陽互爭而戰者，欲作戰汗也，復脈湯熱飲之。虛盛者加人參。肌肉尚盛者，但令靜，勿妄動也。

按：傷寒汗解，必在下前，溫病多在下後。縛解而後得汗，誠有如吳又可所云者：凡欲汗者，必當先煩，乃有汗而解。若正虛邪重，或邪已深入下焦，得下後裏通，或因津液枯燥，服存陰藥液增欲汗，邪正努力紛爭，則作戰汗。戰之得汗則生，汗不得出則死。此係生死關頭，在頃刻之間。戰者，陽極而似陰也。肌膚業已甲錯，其津液之枯燥，固不待言，故以復脈加人參助其一臂之力，送汗出表。若其人肌膚尚厚，未至大虛者，無取復脈之助正，但當聽其自然，勿事騷擾可耳。次日再議補陰未遲。

二十　時欲漱口不欲嚥，大便黑而易者，有瘀血也，犀角地黃湯主之。

邪在血分，不欲飲水，熱邪燥液口乾，又欲求救於水，故但欲漱口，不欲嚥也。瘀血溢於腸間，血色久瘀則黑，血性柔潤，故大便黑而易也。犀角味鹹，入下焦血分以清熱，地黃去積聚而補陰，白芍去惡血，生新血，丹皮瀉血中伏火，此蓄血自得下行，故用此輕劑以調之也。

犀角地黃湯方 甘鹹微苦法

乾地黃 一兩　生白芍 三錢　丹皮 三錢　犀角 三錢

水五杯，煮取二杯，分二次服。渣再煮一杯，服。

二十一　少腹堅滿，小便自利，夜熱晝涼，大便閉，脈沉實者，蓄血也，桃仁承氣湯主之，甚則抵當湯。

少腹堅滿，法當小便不利，今反自利，則非膀胱氣閉可知。夜熱者，陰

熱也。晝涼者，邪氣隱伏陰分也。大便閉者，血分結也，故以桃仁承氣通血分之閉結也，若閉結太甚，桃仁承氣不得行，則非抵當不可。然不可輕用，不得不備一法耳。

桃仁承氣湯方 苦辛鹹寒法

大黃 五錢　芒硝 二錢　桃仁 三錢　當歸 三錢　芍藥 三錢　丹皮 三錢

水八杯，煮取三杯，先服一杯，得下，止後服，不知，再服。

抵當湯方 飛走攻絡苦鹹法

大黃 五錢　䗪蟲 二十枚，炙 乾爲末　桃仁 五錢　水蛭 五分，炙 乾爲末

水八杯，煮取三杯，先服一杯，得下，止後服，不知，再服。

二十二　溫病脈，法當數，今反不數而濡小者，熱撤裏虛也。裏虛下利稀水，或便膿血者，桃花湯主之。

溫病之脈本數，因用清熱藥撤其熱，熱撤裏虛，脈見濡小。下焦空虛則

寒，即不下利，亦當溫補，況又下利稀水膿血乎！故用少陰自利，關開不

藏，堵截陽明法。

桃花湯方 甘溫兼澁法

赤石脂 一兩，半整用煎，
半爲細末調　　炮薑 五錢　　白粳米 二合

水八杯，煮取三杯，去渣，入石脂末一錢五分，分三次服。若一服愈，

餘勿服。虛甚者加人參。

二十三 溫病七、八日以後，脈虛數，舌絳苔少，下利日數十行，完穀

不化，身雖熱者，桃花粥主之。

上條以脈不數而濡小，下利稀水，定其爲虛寒而用溫澁。此條脈雖數而

日下數十行，至於完穀不化，其裏邪已爲泄瀉下行殆盡。完穀不化，脾陽下

陷，火滅之象。脈雖數而虛，苔化而少，身雖餘熱未退，亦虛熱也。純係關

閘不藏見證，補之稍緩則脫，故改桃花湯爲粥，取其逗留中焦之意。此條認

定『完穀不化』四字要緊。

桃花粥方 甘溫兼澀法

人參三錢　炙甘草三錢　赤石脂六錢，細末　白粳米二合

水十杯，先煮參、草，得六杯，去渣，再入粳米煮得三杯，納石脂末三

錢，頓服之。利不止，再服第二杯，如上法，利止停後服。或先因過用寒

涼，脈不數，身不熱者，加乾薑三錢。

汪按：前一甲煎爲下後滑泄者設，此二方爲陽虛而關閘撤者設，當審

證用之。此外有雖下利而邪未淨，如熱結旁流之類，仍當下。及熱利下重，

當用苦寒堅陰，如白頭翁湯、芩芍湯之類者，各有本條，不在此例，不可誤

用。其濕溫、瘧、痢等證，有當兼用昇提者，又一例。邪熱不殺穀，亦有完

穀一證，不可不慎。當於脈之虛實，併兼現之證辨之。

二十四　溫病少陰下利，咽痛，胸滿，心煩者，豬膚湯主之。

此《傷寒論》原文。按：溫病熱入少陰，逼液下走，自利咽痛，亦復不

少，故採錄於此。柯氏云：少陰下利，下焦虛矣。少陰脈循喉嚨，其支者出

絡心，注胸中，咽痛胸滿心煩者，腎火不藏，循經而上走於陽分也。陽併於

上，陰併於下，火不下交於腎，水不上承於心，此未濟之象。豬爲水畜而津

液在膚，用其膚以除上浮之虛火，佐白蜜、白粉之甘，瀉心潤肺而和脾，滋

化源，培母氣。水昇火降，上熱自除，而下利自止矣。

豬膚湯方 甘潤法

豬膚 一斤，用白皮，從內
　　 刮去肥，令如紙薄

溫病條辨　卷三

二二八

右一味，以水一斗，煮取五升，去渣，加白蜜一升，白米粉五合，熬

香，和令相得。

二十五　溫病少陰咽痛者，可與甘草湯。不差者，與桔梗湯。

柯氏云：但咽痛而無下利，胸滿，心煩等證，但甘以緩之足矣。不差者，配以桔梗，辛以散之也。其熱微，故用此輕劑耳。

甘草湯方　甘緩法

甘草二兩

右一味，以水三升，煮取一升半，去渣，分溫再服。

桔梗湯方　苦辛甘開提法

甘草二兩　桔梗二兩

法同前。

二十六 溫病入少陰，嘔而咽中傷，生瘡不能語，聲不出者，苦酒湯

主之。

王氏晉三云：苦酒湯治少陰水虧不能上濟君火，而咽生瘡聲不出者。瘡

者，疳也。半夏之辛滑，佐以雞子清之甘潤，有利竅通聲之功，無燥津涸液

之慮。然半夏之功能，全賴苦酒，攝入陰分，劫涎斂瘡，即陰火沸騰，亦可

因苦酒而降矣。故以爲名。

苦酒湯方 酸甘微辛法

半夏 二錢，製 雞子 一枚，去黃，納
上苦酒雞子殼中

右二味，納半夏著苦酒中，以雞子殼置刀環中，安火上，令三沸，去

渣，少少含嚥之。不差，更作三劑。

徵按：醋能開胃散水，斂熱解毒，《局方》消暑丸，嘗以之煮半夏，亦

此意也。

二十七　婦女溫病，經水適來，脈數耳聾，乾嘔煩渴，辛涼退熱，兼清血分，甚至十數日不解，邪陷發痙者，竹葉玉女煎主之。

此與兩感證同法。辛涼解肌，兼清血分者，所以補上、中焦之未備，甚至十數日不解，邪陷發痙，外熱未除，裏熱又急，故以玉女煎加竹葉，兩清表裏之熱。

竹葉玉女煎方　辛涼合甘寒微苦法

生石膏六錢　乾地黃四錢　麥冬四錢　知母二錢　牛膝二錢　竹葉三錢

水八杯，先煮石膏、地黃得五杯，再入餘四味，煮成二杯。先服一杯，候六時覆之。病解停後服，不解再服。

上焦用玉女煎去牛膝者，以牛膝為下焦藥，不得引邪深入也。茲在下焦，故仍用之。

二十八　熱入血室，醫與兩清氣血，邪去其半，脈數餘邪不解者，護陽

和陰湯主之。

此係承上條而言之也。大凡體質素虛之人，驅邪及半，必兼護養元氣，仍佐清邪，故以參甘護元陽而以白芍、麥冬、生地和陰清邪也。

護陽和陰湯方 甘涼甘溫復法，偏於甘涼，即復脈湯法也。

白芍 五錢 炙甘草 二錢 人參 二錢 麥冬 二錢，連心炒 乾地黃 三錢，炒

水五杯，煮取二杯，分二次溫服。

二十九 熱入血室，邪去八、九，右脈虛數，暮微寒熱者，加減復脈湯，仍用參主之。

此熱入血室之邪少虛多，亦以復脈為主法。脈右虛數，是邪不獨在血分，故仍用參以補氣。暮微寒熱，不可認作邪實，乃氣血俱虛，營衛不和之故。

加減復脈湯仍用參方

即於前復脈湯內，加人參三錢。

三十　熱病經水適至，十餘日不解，舌痿飲冷，心煩熱，神氣忽清忽

亂，脈右長左沉，瘀熱在裏也，加減桃仁承氣湯主之。

前條十數日不解用玉女煎者，以氣分之邪尚多，故用氣血兩解。此條

以脈左沉，不與右之長同，而神氣忽亂，定其爲蓄血，故以逐血分瘀熱爲

急務也。

加減桃仁承氣湯方　苦辛走絡法

大黃三錢，製　桃仁三錢，炒　細生地六錢　丹皮四錢　澤蘭二錢　人中白二錢

水八杯，煮取三杯，先服一杯。候六時，得下黑血，下後神清渴減，止

後服。不知，漸進。

按：邵新甫云：考熱入血室，《金匱》有五法：第一條主小柴胡，因寒熱而用，雖經水適斷，急提少陽之邪，勿令下陷為最。第二條傷寒發熱，經水適來，已現晝明夜劇，讝語見鬼，恐人認陽明實證，故有無犯胃氣，及上二焦之戒。第三條中風寒熱，經水適來，七、八日脈遲身涼，胸脅滿如結胸狀，讝語者，顯無表證，全露熱入血室之候，自當急刺期門，使人知針力比藥力尤捷。第四條陽明病下血讝語，但頭汗出，亦為熱入血室，亦刺期門，汗出而愈。第五條明其一證而有別因為害，如痰潮上脘，昏冒不知，當先化其痰，後除其熱。仲景教人當知變通，故不厭推廣其義。乃今人一遇是證，不辨熱入之輕重，血室之盈虧，遽與小柴胡湯，貽害必多。要之熱甚而血瘀者，與桃仁承氣及山甲、歸尾之屬。血舍空而熱者，用犀角地黃湯加丹參、木通之屬。表邪未盡而表證仍兼者，不妨借溫通為使。血結胸有桂枝紅花

湯，參入海蛤、桃仁之治。昏狂甚，進牛黃膏，調入清氣化結之煎。再觀葉案中，有兩解氣血燔蒸之玉女煎法。熱甚陰傷，有育陰養氣之復脈法，又有護陰滌熱之緩攻法。先聖後賢，其治條分縷析。學者審證定方，慎毋拘乎柴胡一法也。

三十一　溫病愈後，嗽稀痰而不咳，徹夜不寐者，半夏湯主之。

此中焦陽氣素虛之人，偶感溫病，醫以辛涼甘寒，或苦寒清溫熱，不知十衰七、八之戒，用藥過劑，以致中焦反停寒飲，令胃不和，故不寐也。《素問》云：胃不和則臥不安。飲以半夏湯，覆杯則寐。蓋陽氣下交於陰則寐，胃居中焦，爲陽氣下交之道路，中寒飲聚，致令陽氣欲下交而無路可循，故不寐也。半夏逐痰飲而和胃，秫米秉燥金之氣而成，故能補陽明燥氣之不及而滲其飲，飲退則胃和，寐可立至。故曰覆杯則寐也。

半夏湯方　辛甘淡法

半夏　八錢，製　　秫米　二兩。即俗所謂高糧是也，古人謂之稷，今或名爲蘆稷，如南方難得，則以薏仁代之。

水八杯，煮取三杯，分三次，溫服。

汪按：不寐之因甚多，有陰虛不受陽納者，有陽亢不入陰者，有膽熱者，有肝用不足者，有心氣虛者，有心液虛者，有蹻脈不和者，有痰飲擾心者，溫熱病中，往往有兼不寐者，各察其因而治之，斯不誤矣。

三十二　飲退得寐，舌滑，食不進者，半夏桂枝湯主之。

此以胃腑雖和，營衛不和，陽未卒復。故以前半夏湯合桂枝湯調其營衛，和其中陽，自能食也。

半夏桂枝湯方　辛溫甘淡法

半夏　六錢　　秫米　一兩　　白芍　六錢　　桂枝　四錢。雖云桂枝湯，卻用小建中湯法，桂枝少於白芍者，表裏異治也。　　炙甘

草一錢　生薑三錢　大棗二枚，去核

水八杯，煮取三杯，分溫三服。

三十三　溫病解後，脈遲，身涼如水，冷汗自出者，桂枝湯主之。

此亦陽氣素虛之體質，熱邪甫退，即露陽虛，故以桂枝湯復其陽也。

桂枝湯方

見上焦篇。但此處用桂枝，分量與芍藥等，不必多於芍藥也，亦不必啜粥再令汗出，即仲景以桂枝湯小和之法是也。

三十四　溫病愈後，面色萎黃，舌淡，不欲飲水，脈遲而弦，不食者，小建中湯主之。

此亦陽虛之質也，故以小建中小小建其中焦之陽氣。中陽復則能食，能食則諸陽皆可復也。

小建中湯方 甘溫法

白芍六錢，酒炒　桂枝四錢　甘草三錢，炙　生薑三錢　大棗二枚，去核　膠飴五錢

水八杯，煮取三杯，去渣，入膠飴，上火烊化，分溫三服。

汪按：溫熱病慮涸其陰，濕溫病慮虛其陽。病後調理，溫熱當以滋陰為法甘涼或佐甘酸，濕溫當以扶陽為法甘溫或佐辛甘，不可錯誤。熱病解後，脈靜身涼，然而炎威雖退，餘焰猶存。畧予甘溫，燎原復熾。飲食尚能助邪，況參、术、薑、桂，及二陳之類乎！但體質不同，或平素陽虛，或寒涼過當，邪去正衰，不扶其陽則氣立孤危，故列益陽數法於右，以備採用。所謂有者求之，無者求之。學者固不可不知有此法，然非見之真確，斷不可冒昧輕投也。寒濕、濕溫，病後化燥，有當用涼潤者可以隅反。

三十五　溫病愈後，或一月至一年，面微赤，脈數，暮熱，常思飲不欲食者，五汁飲主之，牛乳飲亦主之。病後肌膚枯燥，小便溺管痛，或微燥咳，或不思食，皆胃陰虛也，與益胃、五汁輩。

前復脈等湯，復下焦之陰。此由中焦胃用之陰不降，胃體之陽獨亢，故以甘潤法救胃用，配胃體，則自然欲食，斷不可與俗套開胃健食之辛燥藥，致令燥咳成癆也。

五汁飲牛乳飲方　併見前秋燥門

益胃湯　見中焦篇

按：吳又可云：病後與其調理不善，莫若靜以待動。是不知要領之言也。夫病後調理，較易於治病，豈有能治病，反不能調理之理乎！但病後調理，不輕於治病，若其治病之初，未曾犯逆，處處得法，輕者三、五日而解，重者七、八日而解，解後無餘邪，病者未受大傷，原可不必以藥調理，但以飲食調理足矣。《經》所謂食養盡之是也。若病之始受既重，醫者又有誤表、誤攻、誤燥、誤涼之弊，遺殃於病者之氣血，將見外感變而爲內傷矣。全賴

溫病條辨　卷三

二三九

醫者善補其過謂未犯他醫之逆，或其人陽素虛，陰素虧，或前因邪氣太盛，攻劑不得不重，或本虛邪不能張，須隨清隨補之類。而補人之過，謂已犯前醫之治逆。

退殺氣，謂餘邪，或藥傷。迎生氣，或養胃陰，或護胃陽，或填腎陰，或兼固腎陽，以迎其先後天之生氣。活人於萬全，豈得聽之而已哉！萬一變生不測，推委於病者之家，能不愧於心乎！至調理大要，溫病後一以養陰為主。飲食之堅硬濃厚者，不可驟進。間有陽氣素虛之體質，熱病一退，即露舊虧，又不可固執養陰之說，而滅其陽火。故本論中焦篇，列益胃、增液、清燥等湯。下焦篇，列復脈、三甲、五汁等復陰之法，乃熱病調理之常理也。下焦篇，又列建中、半夏、桂枝數法，以爲陽氣素虛，或誤傷涼藥之用，乃其變也。《經》所謂有者求之，無者求之，微者責之，盛者責之。全賴司其任者，心誠求之也。

暑　溫

三十六　暑邪深入少陰，消渴者，連梅湯主之。入厥陰麻痺者，連梅湯主之。

心熱，煩躁，神迷甚者，先與紫雪丹，再與連梅湯。

腎主五液而惡燥，暑先入心，助心火獨亢於上，腎液不供，故消渴也。

再心與腎均爲少陰，主火。暑爲火邪，以火從火，二火相搏，水難爲濟，不消渴得乎！以黃連瀉壯火，使不爍津，以烏梅之酸以生津，合黃連酸苦爲陰，以色黑沉降之阿膠救腎水，麥冬、生地合烏梅酸甘化陰，庶消渴可止也。肝主筋而受液於腎，熱邪傷陰，筋經無所稟受，故麻痺也。再包絡與肝均爲厥陰，主風木。暑先入心，包絡代受，風火相搏，不麻痺得乎！以黃連瀉克水之火，以烏梅得木氣之先，補肝之正，阿膠增液而熄肝風，冬地補水

以柔木，庶麻痺可止也。心熱煩躁神迷甚，先與紫雪丹者，開暑邪之出路，俾梅連有入路也。

連梅湯方 _{酸甘化陰、酸苦泄熱法}

雲連二錢　烏梅三錢，去核　麥冬三錢，連心　生地三錢　阿膠二錢

水五杯，煮取二杯，分二次服。脈虛大而芤者，加人參。

三十七　暑邪深入厥陰，舌灰，消渴，心下板實，嘔惡，吐蚘，寒熱，下利血水，甚至聲音不出，上下格拒者，椒梅湯主之。

此土敗木乘，正虛邪熾，最危之候。故以酸苦泄熱，輔正驅邪立法，據理製方，冀其轉關耳。

椒梅湯方 _{酸苦復辛甘法，即仲景烏梅圓法也，方義已見中焦篇。}

黃連二錢　黃芩二錢　乾薑二錢　白芍三錢，生　川椒三錢，炒黑　烏梅三錢，去核　人

參二錢　枳實一錢五分　半夏二錢

水八杯，煮取三杯，分三次服。

三十八　暑邪誤治，胃口傷殘，延及中下，氣塞填胸，燥亂口渴，邪結

內踞，清濁交混者，來復丹主之。

此正氣誤傷於藥，邪氣得以竊據於中，固結而不可解，攻補難施之危

證，勉立旋轉清濁一法耳。

來復丹方　酸溫法

太陰元精石一兩　舶上硫黃一兩　硝石一兩，同硫黃爲末，微火炒結，砂子大　橘紅二錢　青

皮二錢，去白　五靈脂二錢，澄去砂，炒令煙盡

方論：晉三王氏云：《易》言一陽來復於下，在人則爲少陽生氣所出之

臟。病上盛下虛，則陽氣去，生氣竭，此丹能復陽於下，故曰來復。元精石

乃鹽鹵至陰之精，硫黃乃純陽石火之精，寒熱相配，陰陽互濟，有扶危拯逆

之功。硝石化硫爲水，亦可佐元硫以降逆。靈脂引經入肝最速，能引石性內

走厥陰，外達少陽，以交陰陽之樞紐。使以橘紅、青皮者，納氣必先利氣，

用以爲肝膽之嚮導也。

才湯主之。

三十九　暑邪久熱，寢不安，食不甘，神識不清，陰液元氣兩傷者，三

其陽。

凡熱病久入下焦，消爍眞陰，必以復陰爲主。其或元氣亦傷，又必兼護

之際，亦有用處。暑溫末傳，亦有用復脈、三甲、黃連阿膠等湯之處，彼此

互參，勿得偏執。蓋暑溫不列於諸溫之內，而另立一門者，以後夏至爲病

暑，濕氣大動，不兼濕不得名暑溫，仍歸溫熱門矣。既兼濕，則受病之初，

三才湯兩復陰陽，而偏於復陰爲多者也。溫熱溫疫末傳，邪退八、九

自不得與諸溫同法。若病至末傳，濕邪已化，惟餘熱傷之際，其大畧多與諸溫同法。其不同者，前後數條，已另立法矣。

三才湯方 甘涼法

人參三錢　天冬二錢　乾地黃五錢

水五杯，濃煎兩杯，分二次，溫服。欲復陰者，加麥冬、五味子。欲復陽者，加茯苓、炙甘草。

四十　蓄血，熱入血室，與溫熱同法。

四十一　伏暑濕溫，脇痛，或咳，或不咳，無寒，但潮熱，或竟寒熱如瘧狀，不可誤認柴胡證，香附旋覆花湯主之。久不解者，間用控涎丹。

按：伏暑濕溫，積留支飲，懸於脇下，而成脇痛之證甚多，即《金匱》水在肝而用十棗之證。彼因裏水久積，非峻攻不可，此因時令之邪，與裏水

新搏，其根不固，不必用十棗之太峻，只以香附、旋覆，善通肝絡而逐脅下之飲。蘇子、杏仁，降肺氣而化飲，所謂建金以平木。廣皮、半夏消痰飲之正。茯苓、薏仁開太陽而闔陽明，所謂治水者，必實土，中流漲者，開支河之法也。用之得當，不過三、五日自愈。其或前醫不識病，因不合治法，致使水無出路，久居脅下，恐成懸飲內痛之證，爲患非輕。雖不必用十棗之峻，然不能出其範圍，故改用陳無擇之控涎丹，緩攻其飲。

香附旋覆花湯方_{苦辛淡合芳}香開絡法

生香附_{三錢}　旋覆花_{三錢，絹包}　蘇子霜_{三錢}　廣皮_{二錢}　半夏_{五錢}　茯苓塊_{三錢}　薏仁_{五錢}

水八杯，煮取三杯，分三次，溫服。腹滿者，加厚樸。痛甚者，加降香末。

控涎丹方

苦寒從治法。痰、飲，陰病也，以苦寒治陰病，所謂求其屬以衰之是也。按：腎經以臟而言屬水，其味鹹，其氣寒，以經而言屬少陰主火，其味苦，其氣化燥熱。腎主水，故

苦寒為水之屬，不獨鹹寒為水之屬也。蓋真陽藏之於腎，故腎與心併稱少陰，而併主火也，知此理則知用苦寒鹹寒之法矣。

寒從水氣，苦從火味，從治之中，亦有正治。所謂水火各造其偏之極，皆相似也。

水之不足為正治，亦有治水之有餘，火之不足者，如介屬芒硝，併能行水，水行則火復，乃從治也。

瀉火之有餘用苦寒，寒能制火，苦從火化，正治之中，亦有從治。瀉水之太過，亦用苦寒，苦鹹寒治火之有餘。

甘遂去心，製　大戟去皮，製　白芥子

右等分為細末，神麴糊為丸，梧子大，每服九丸、薑湯下。壯者加之，羸者減之，以知為度。

寒　濕

四十二　濕之為物也，在天之陽時為雨露，陰時為霜雪，在山為泉，在川為水，包含於土中者為濕。其在人身也，上焦與肺合，中焦與脾合，其流

於下焦也，與少陰癸水合。

此統舉濕在天地人身之大綱，異出同源，以明土爲雜氣，水爲天一所生，無處不合者也。上焦與肺合者，肺主太陰濕土之氣，肺病濕則氣不得化，有霧露之象。向之火制金者，今反水克火矣，故肺病而心亦病也。觀《素問》寒水司天之年，則曰陽氣不令。濕土司天之年，則曰陽光不治自知。故上焦一以開肺氣救心陽爲治。中焦與脾合者，脾主濕土之質，爲受濕之區，故中焦濕證最多。脾與胃爲夫妻，脾病而胃不能獨治，再胃之臟象爲土，土惡濕也，故開溝渠，運中陽，崇剛土，作堤防之治，悉載中焦。上中不治，其勢必流於下焦。《易》曰：水流濕。《素問》曰：濕傷於下。下焦乃少陰癸水，濕之質即水也，焉得不與腎水相合！吾見濕流下焦，邪水旺一分，正水反虧一分，正愈虧而邪愈旺，不可爲矣！夫腎之真水，生於一陽，坎中滿也。

故治少陰之濕，一以護腎陽，使火能生土爲主。腎與膀胱爲夫妻，泄膀胱之積水，從下治，亦所以安腎中真陽也。脾爲腎之上游，昇脾陽，從上治，亦所以使水不沒腎中真陽也。其病厥陰也奈何？蓋水能生木，水太過，木反不生，木無生氣，自失其疏泄之任。《經》有風濕交爭，風不勝濕之文，可知濕土太過，則風木亦有不勝之時。故治厥陰之濕，以復其風木之本性，使能疏泄爲主也。

本論原以溫熱爲主，而類及於四時雜感。以宋元以來，不明仲景《傷寒》一書專爲傷寒而設，乃以《傷寒》一書，應四時無窮之變，殊不合拍。遂至人著一書，而悉以傷寒名書。陶氏則以一人而屢著傷寒書，且多立妄誕不經名色，使後世學者，如行昏霧之中，渺不自覺其身之墜於淵也。今臚列四時雜感，春溫、夏熱、長夏暑濕、秋燥、冬寒，得其要領，效如反掌。

夫春溫、夏熱、秋燥，所傷皆陰液也。學者苟能時時預護，處處隄防，豈復

有精竭人亡之慮。傷寒所傷者，陽氣也。學者誠能保護得法，自無寒化熱而

傷陰，水負火而難救之虞。即使有受傷處，臨證者知何者當護陽，何者當

救陰，何者當先護陽，因端竟委，可備知終始而超道妙之

神。瑭所以三致意者，乃在濕溫一證。蓋土爲雜氣，寄旺四時，藏垢納污，

無所不受。其間錯綜變化，不可枚舉。其在上焦也，如傷寒；其在下焦也，

如內傷；其在中焦也，或如外感，或如內傷。至人之受病也，亦有外感，亦

有內傷，使學者心搖目眩，無從捉摸。其變證也，則有濕痺、水氣、咳嗽、

痰飲、黃汗、黃癉、腫脹、瘧疾、痢疾、淋症、帶症、便血、疝氣、痔瘡、

癰膿等證。較之風、火、燥、寒四門之中，倍而又倍。苟非條分縷析，體貼

入微，未有不張冠李戴者。

汪按：近代俗醫，皆以傷寒法治溫熱、暑燥，入手妄用表散，末後又誤

認虛勞，妄行補陰補陽，以至生民夭枉，此書所爲作也。若濕溫之症，則又

不然。世有釐工，稍知熱病，一遇濕溫，亦以溫熱之法施之，較之誤認溫

熱爲傷寒者，厥罪惟均。蓋濕溫一證，半陰半陽，其反復變遷，不可窮極，

而又絪緼粘膩，不似傷寒之一表即解，溫熱之一清即愈。施治之法，萬緒千

端，無容一毫執著。篇中所述，亦祇舉其一隅，學者務宜勤求古訓，精研理

氣，而後能貫通融會，泛應不窮。《經》云：『知其要者，一言而終；不知

其要，流散無窮』。是在潛心深造者矣。

四十三　濕久不治，伏足少陰，舌白身痛，足跗浮腫，鹿附湯主之。

濕伏少陰，故以鹿茸補督脈之陽，督脈根於少陰，所謂八脈麗於肝腎

也。督脈總督諸陽，此陽一昇，則諸陽聽令。附子補腎中真陽，通行十二

經，佐之以兔絲，憑空行氣而昇發少陰，則身痛可休。獨以一味草果，溫太

陰獨勝之寒以醒脾陽，則地氣上蒸，天氣之白苔可除。且草果，子也，凡子

皆達下焦。以茯苓淡滲，佐附子開膀胱，小便得利，而跗腫可愈矣。

鹿附湯方　苦辛鹹法

鹿茸 五錢　　附子 三錢　　草果 一錢　　兔絲子 三錢　　茯苓 五錢

水五杯，煮取二杯，日再服。渣再煮一杯服。

四十四　濕久脾陽消乏，腎陽亦憊者，安腎湯主之。

凡腎陽憊者，必補督脈。故以鹿茸爲君，附子、韭子等補腎中真陽，但

以苓、术二味，滲濕而補脾陽，釜底增薪法也。　其曰安腎者，腎以陽爲體，體立而用安矣。

安腎湯方　辛甘溫法

鹿茸 三錢　　胡蘆巴 三錢　　補骨脂 三錢　　韭子 一錢　　大茴香 二錢　　附子 二錢　　茅

术二錢　茯苓三錢　兔絲子三錢

水八杯，煮取三杯，分三次服。大便溏者，加赤石脂。久病惡湯者，可

用貳拾分作丸。

四十五　濕久傷陽，痿弱不振，肢體麻痺，痔瘡下血，术附薑苓湯主之。

按：痔瘡有寒濕、熱濕之分，下血亦有寒濕、熱濕之分，本論不及備

載。但載寒濕痔瘡下血者，以世醫但知有熱濕痔瘡下血，悉以槐花、地榆從

事，併不知有寒濕之因，畏薑、附如虎，故因下焦寒濕而類及之，方則兩補

脾腎兩陽也。

术附薑苓湯方　辛溫苦淡法

生白朮五錢　附子三錢　乾薑三錢　茯苓五錢

水五杯，煮取二杯，日再服。

四十六　先便後血，小腸寒濕，黃土湯主之。

此因上條而類及，以補偏救弊也，義見前條註下。前方純用剛者，此方則以剛藥健脾而滲濕，柔藥保肝腎之陰而補喪失之血，剛柔相濟，又立一法，以開學者門徑。後世黑地黃丸法，蓋倣諸此。

黃土湯方　甘苦合用剛柔互濟法

甘草三兩　乾地黃三兩　白朮三兩　附子三兩，炮　阿膠三兩　黃芩三兩　灶中黃土半觔

水八升，煮取二升，分溫二服。

分量服法，悉錄古方，未敢增減。用者自行斟酌可也。

徵按：李東垣云：古之方劑分量，與今不同，云一升即今之大白盞也。云三字曰錢，十分也。四字曰錢，二十四銖為一兩。云三兩即今之六錢半也。云一兩，即二合半也。古之一日字，二分半也。銖，四分也。兩即今之二兩。云一兩，即今之二兩。云一升，即二合半也。古之一

兩，今用六錢可也。以上所用古方，俱可類推。

四十七　秋濕內伏，冬寒外加，脈緊無汗，惡寒身痛，喘咳稀痰，胸滿舌白滑，惡水不欲飲，甚則倚息不得臥，腹中微脹，小青龍湯主之。脈數有汗，小青龍去麻辛主之。大汗出者，倍桂枝，減乾薑，加麻黃根。

此條以《經》有秋傷於濕，冬生咳嗽之明文。故補三焦飲症數則，畧示門徑。按：《經》謂秋傷於濕者，以長夏濕土之氣，介在夏秋之間，七月大火西流，月建申申者，陽氣畢伸也。濕無陽氣不發，陽伸之極，濕發亦重。人感此而至冬日寒水司令，濕水同體相搏而病矣。喻氏擅改經文，謂濕曰燥者，不明六氣運行之道。如大寒，冬令也，厥陰氣至而紙鳶起矣。四月，夏令也，古謂首夏猶清和，俗謂四月爲麥秀寒，均謂時雖夏令，風木之氣猶未盡滅也。他令倣此。至於濕土寄旺四時，雖在冬令，朱子謂將大雨雪，必先

微溫。蓋微溫則陽氣通，陽通則濕行，濕行而雪勢成矣。況秋日竟無濕氣

乎！此其間有說焉，《經》所言之秋，指中秋以前而言，秋之前半截也。喻

氏所指之秋，指秋分以後而言，秋之後半截也。古脫燥論，蓋世遠年湮，殘

缺脫簡耳。喻氏補論誠是，但不應擅改經文，竟崇已說而不體之日月運行，

寒暑倚伏之理與氣也。喻氏學問誠高，特霸氣未消，其溫病論亦犯此病。學

者遇咳嗽之證，兼合脈色，以詳察其何因，爲濕爲燥，爲風爲火，爲陰虛爲

陽弱，爲前候伏氣，爲現行時令，爲外感而發動內傷，爲內傷而招引外感，

歷歷分明。或當用溫用涼，用補用瀉，或寓補於瀉，或寓瀉於補，擇用先師

何法何方，妙手空空，毫無成見。因物付物，自無差忒矣。即如此症，以喘

咳痰稀，不欲飲水，胸滿腹脹，舌白，定其爲伏濕痰飲所致，以脈緊無汗爲

遇寒而發，故用仲景先師辛溫甘酸之小青龍。外發寒而內蠲飲，龍行而火

隨，故寒可去，龍動而水行，故飲可罐，以自汗脈數爲遇風此因飲邪上衝肺氣之數，不可認爲火數

而發，不可再行誤汗傷陽，使飲無畏忌，故去湯中之麻黃、細辛，發太陽

少陰之表者，倍桂枝以安其表。汗甚則以麻黃根收表疏之汗，夫根有歸束

之義，麻黃能行太陽之表，即以其根歸束太陽之氣也。大汗出減乾薑者，

畏其辛而致汗也。有汗去麻、辛，不去乾薑者，乾薑根而中實，色黃而圓，

不比麻黃幹而中空，色青而直，木象也，木性急，乾薑豈性緩藥哉，較之麻黃爲緩耳。且乾薑得丙火煅煉而成，能守中陽，麻黃則純行

衛陽，故其標急之性，遠甚於乾薑也。

細辛，細而辛竄，走絡最急也。且少陰經之報使，誤發少陰汗者，必伐血。

小青龍湯方　辛甘復酸法

半夏五錢　細辛二錢

麻黃三錢，去節　甘草三錢，炙　桂枝五錢，去皮　芍藥三錢　五味二錢　乾薑三錢

水八碗，先煮麻黃減一碗許，去上沫，納諸藥，煮取三碗，去滓，溫服一碗。得效，緩後服。不知，再服。

四十八　喘咳息促，吐稀涎，脈洪數，右大於左，喉啞，是為熱飲，麻杏石甘湯主之。

《金匱》謂病痰飲者，當以溫藥和之。蓋飲屬陰邪，非溫不化。故飲病當溫者，十有八、九。然當清者，亦有一、二。如此證，息促知在上焦，涎稀知非勞傷之咳，亦非火邪之但咳無痰。而喉啞者可比右大於左，純然肺病。此乃飲邪隔拒心火，壅遏肺氣，不能下達。音出於肺，金實不鳴，故以麻黃中空而達外，杏仁中實而降裏，石膏辛淡性寒質重而氣清輕，合麻、杏而宣氣分之鬱熱，甘草之甘以緩急，補土以生金也。按此方，即大青龍之去桂枝、薑、棗者也。

麻杏石甘湯方 _{辛涼甘淡法}

麻黃 _{三錢，去節}　杏仁 _{三錢，去皮尖，碾細}　石膏 _{三錢，碾}　甘草 _{二錢，炙}

水八杯，先煮麻黃，減二杯，去沫，納諸藥，煮取三杯，先服一杯，以喉亮爲度。

四十九　支飲不得息，葶藶大棗瀉肺湯主之。

支飲上擁胸膈，直阻肺氣，不令下降，呼息難通，非用急法不可。故以稟金火之氣，破癥瘕積聚，通利水道，性急之葶藶急瀉肺中之壅塞，然其性慓悍，藥必入胃過脾，恐傷脾胃中和之氣，故以守中、緩中之大棗，護脾胃而監製之，使不旁傷他臟。一急一緩，一苦一甘，相須成功也。

葶藶大棗瀉肺湯 _{苦辛甘法}

苦葶藶 _{三錢，炒香，碾細}　大棗 _{五枚，去核}

水五杯，煮成二杯，分二次服。得效，減其製。不效，再作服。衰其大半而止。

五十　飲家反渴，必重用辛，上焦加乾薑、桂枝，中焦加枳實、橘皮，下焦加附子、生薑。

《金匱》謂乾薑、桂枝爲熱藥也，服之當遂渴，今反不渴者，飲也。是以不渴定其爲飲，人所易知也。又云：水在肺，其人渴，是飲家亦有渴症，人所不知。今人見渴投涼，輕則用花粉、冬、地，重則用石膏、知母，全然不識病情。蓋火咳無痰，勞咳膠痰，飲咳稀痰，兼風寒則難出，不兼風寒則易出，深則難出，淺則易出。其在上焦也，鬱遏肺氣，不能清肅下降，反挾心火上升爍咽，渴欲飲水，愈飲愈渴。飲後水不得行，則愈飲愈咳，愈咳愈渴，明知其爲飲而渴也，用辛何妨。《內經》所謂辛能潤是也。以乾薑峻

散肺中寒水之氣，而補肺金之體，使肺氣得宣而渴止咳定矣。其在中焦也，水停心下，鬱遏心氣不得下降，反來上爍咽喉，又格拒腎中真液，不得上潮於喉，故嗌乾而渴也。重用枳實急通幽門，使水得下行而臟氣各安其位，各司其事，不渴不咳矣。其在下焦也，水鬱膀胱，格拒真水不得外滋上潮，且邪水旺一分，真水反虧一分。藏真水者，腎也。腎惡燥，又腎脈入心，由心入肺，從肺系，上循喉嚨。平人之不渴者，全賴此脈之通調，開竅於舌下玉英、廉泉。今下焦水積而腎脈不得通調，故亦渴也，附子合生薑爲真武法，補北方司水之神，使邪水暢流而真水滋生矣。大抵飲家當惡水，不渴者其病猶輕，渴者其病必重。如溫熱應渴，渴者猶輕，不渴者甚重，反象也。所謂加者，於應用方中，重加之也。

五十一　飲家陰吹，脈弦而遲，不得固執《金匱》法，當反用之。橘半

桂苓枳薑湯主之。

《金匱》謂陰吹正喧，豬膏發煎主之。蓋以胃中津液不足，大腸津液枯槁，氣不後行，逼走前陰，故重用潤法，俾津液充足流行，濁氣仍歸舊路矣。

若飲家之陰吹，則大不然。蓋痰飲蟠踞中焦，必有不寐、不食、不飢、不便、惡水等證。脈不數而遲弦，其為非津液之枯槁，乃津液之積聚胃口可知。故用九竅不和，皆屬胃病例。峻通胃液下行，使大腸得胃中津液滋潤，而病如失矣。此證係余治驗，故附錄於此，以開一條門徑。

橘半桂苓枳薑湯_{苦辛淡法}

半夏_{二兩}　小枳實_{一兩}　橘皮_{六錢}　桂枝_{一兩}　茯苓塊_{六錢}　生薑_{六錢}

甘瀾水十碗，煮成四碗，分四次，日三夜一服，以愈為度。愈後以溫中補脾，使飲不聚為要。其下焦虛寒者，溫下焦。肥人用溫燥法，瘦人用溫平法。

按：痰飲有四，除久留之伏飲，非因暑濕暴得者，不議外。懸飲已見於伏暑例中，暑飲相搏，見上焦篇第二十九條。茲特補支飲、溢飲之由，及暑濕暴得者，望醫者及時去病，以免留伏之患。併補《金匱》所未及者二條，以開後學讀書之法。《金匱》溢飲條下，謂大青龍湯主之，小青龍湯亦主之。註家俱不甚晰，何以同一溢飲，而用寒用熱兩不相侔哉！按大青龍有石膏、杏仁、生薑、大棗而無乾薑、細辛、五味、半夏、白芍，蓋大青龍主脈洪數、面赤、喉啞之熱飲，小青龍主脈弦緊、不渴之寒飲也。由此類推，胸中有微飲，苓桂术甘湯主之，腎氣丸亦主之。苓桂术甘，外飲治脾也。腎氣丸，内飲治腎也。再胸痹門中，胸痹心中痞，留氣結在胸滿脅下逆搶心，枳實薤白湯主之，人參湯亦主之。又何以一通一補而主一胸痹乎？蓋胸痹因寒濕痰飲之實證，則宜通陽補之，不惟不愈，人參增氣，且致喘滿，若無風

寒痰飲之外因、不內外因，但係胸中清陽之氣不足。而痺痛者，如苦讀書而

妄想，好歌曲而無度，重傷胸中陽氣者，老人清陽日薄者，若再以薤白、栝

蔞、枳實滑之、瀉之、通之，是速之成勞也。斷非人參湯不可。學者能從此

類推，方不死於句下，方可與言讀書也。

五十二　暴感寒濕成疝，寒熱往來，脈弦反數，舌白滑，或無苔不渴，

當臍痛，或脅下痛，椒桂湯主之。

此小邪中裏證也，疝，氣結如山也。此肝臟本虛，或素有肝鬱，或因暴

怒，又猝感寒濕，秋月多得之。既有寒熱之表證，又有臍痛之裏證，表裏俱

急，不得不用兩解。方以川椒、吳萸、小茴香直入肝臟之裏，又芳香化濁流

氣，以柴胡從少陽領邪出表，病在肝治膽也。又以桂枝協濟柴胡者，病在少

陰，治在太陽也，《經》所謂病在臟治其腑之義也。況又有寒熱之表證乎！

佐以青皮、廣皮，從中達外，峻伐肝邪也。使以良薑，溫下焦之裏也。水用急流，驅濁陰使無留滯也。

椒桂湯方　苦辛通法

川椒六錢，炒黑　桂枝六錢　良薑三錢　柴胡六錢　小茴香四錢　廣皮三錢　吳茱萸四錢，泡淡　青皮三錢

急流水八碗，煮成三碗，溫服一碗，覆被令微汗佳，不汗，服第二碗，接飲生薑湯促之。得汗，次早服第三碗，不必覆被再令汗。

五十三　寒疝脈弦緊，脅下偏痛發熱，大黃附子湯主之。

此邪居厥陰，表裏俱急，故用溫下法以兩解之也。脈弦為肝鬱。緊，裏寒也。脅下偏痛，肝膽經絡為寒濕所搏，鬱於血分而為痛也。發熱者，膽因肝而鬱也。故用附子溫裏通陽，細辛暖水臟而散寒濕之邪。肝膽無出路，故

用大黃借胃腑以爲出路也。大黃之苦，合附子、細辛之辛，苦與辛合，能降

能通，通則不痛也。

大黃附子湯方 苦辛溫下法

大黃 五錢　熟附子 五錢　細辛 三錢

原方分量甚重，此則從時改輕，臨時對證斟酌。

水五杯，煮取兩杯，分溫二服。

五十四 寒疝少腹或臍旁，下引睾丸，或掣脇，下掣腰，痛不可忍者，

天台烏藥散主之。

此寒濕客於肝、腎、小腸而爲病，故方用溫通足厥陰、手太陽之藥也。

烏藥祛膀胱冷氣，能消腫止痛。木香透絡定痛。青皮行氣伐肝。良薑溫臟劫

寒。茴香溫關元，暖腰腎，又能透絡定痛。檳榔至堅，直達肛門，散結氣使

堅者潰，聚者散，引諸藥逐濁氣，由肛門而出。川楝導小腸濕熱，由小便下

行。炒以斬關奪門之巴豆，用氣味而不用形質，使巴豆帥氣藥散無形之寒，隨檳榔下出肛門。川楝得巴豆迅烈之氣，逐有形之濕，從小便而去。俾有形無形之結邪，一齊解散而病根拔矣。

按：疝瘕之證尚多，以其因於寒濕，故因下焦寒濕而類及三條，畧示門徑。直接中焦篇腹滿腹痛等證，古人良法甚夥，而張子和專主於下，本之《金匱》病至其年月日時復發者當下之例，而方則從大黃附子湯悟入，並將淋、帶、痔瘡、癃閉等證，悉收入疝門，蓋皆下焦寒濕、濕熱居多。而葉氏於婦科久病癥瘕，則以通補奇經，溫養肝腎爲主。蓋本之《內經》任脈爲病，男子七疝，女子帶下瘕聚也。此外良法甚多，學者當於各家求之，茲不備載。

天台烏藥散方　苦辛熱急通法

烏藥五錢　木香五錢　小茴香五錢，炒黑　良薑五錢，炒　青皮五錢　川楝子十枚

巴豆七十二粒　檳榔五錢

先以巴豆微打破，加麩數合，炒川楝子，以巴豆黑透爲度，去巴豆麩子

不用，但以川楝同前藥爲極細末，黃酒和服一錢。不能飲者，薑湯代之，重

者日再服，痛不可忍者，日三服。

濕　溫

五十五　濕溫久羈，三焦瀰漫，神昏竅阻，少腹硬滿，大便不下，宣清

導濁湯主之。

此濕久鬱結於下焦氣分，閉塞不通之象。故用能昇能降、苦泄滯淡滲濕

之豬苓，合甘少淡多之茯苓，以滲濕利氣。寒水石色白性寒，由肺直達肛

門，宣濕清熱。蓋膀胱主氣化，肺開氣化之源。肺藏魄，肛門曰魄門，肺與

大腸相表裏之義也。晚蠶砂化濁中清氣，大凡肉體未有死而不腐者，蠶則殭

而不腐，得清氣之純粹者也，故其糞不臭不變色，得蠶之純清，雖走濁道而

清氣獨全，既能下走少腹之濁部，又能化濁濕而使之歸清，以己之正，正人

之不正也，用晚者，本年再生之蠶，取其生化最速也。皂莢辛鹹性燥入肺與

大腸，金能退暑，燥能除濕，辛能通上下關竅，子更直達下焦，通大便之虛

閉。合之前藥，俾鬱結之濕邪，由大便而一齊解散矣。二苓、寒石化無形之

氣，蠶砂、皂子逐有形之濕也。

宣清導濁湯 苦辛淡法

豬苓 五錢　茯苓 五錢　寒水石 六錢　晚蠶砂 四錢　皂莢子 三錢，去皮

水五杯，煮成兩杯，分二次服，以大便通快爲度。

五十六　濕凝氣阻，三焦俱閉，二便不通，半硫丸主之。

熱傷氣，濕亦傷氣者何？熱傷氣者，肺主氣而屬金，火尅金則肺所主之氣傷矣。濕傷氣者，肺主天氣，脾主地氣，俱屬太陰濕土濕氣太過，反傷本臟化氣。濕久濁凝，至於下焦，氣不惟傷而且阻矣。氣爲濕阻，故二便不通。氣既傷而且阻，非溫補真陽不可。硫黃熱而不燥，能疏利大腸。若濕阻無形之氣，氣既傷，不知大黃性寒，主熱結有形之燥糞。半夏今人之通大便，悉用大黃，不知大黃性寒，主熱結有形之燥糞。若濕阻無形之氣，氣既傷而且阻，非溫補真陽不可。硫黃熱而不燥，能疏利大腸。半夏能入陰，燥勝濕，辛下氣，溫開鬱，三焦通而二便利矣。按上條之便閉，偏於濕重，故以行濕爲主。此條之便閉，偏於氣虛，故以補氣爲主。蓋腎司二便，腎中真陽爲濕所困，久而彌虛，失其本然之職，故助之以硫黃。肝主疏泄，風濕相爲勝負，風勝則濕行，濕凝則風息而失其疏泄之能，故通之以半夏。若濕盡熱結，實有燥糞不下，則又不能不用大黃矣。學者詳審其證可也。

半硫丸 酸辛溫法

石硫黃 硫黃有三種：土黃，水黃，石黃也。入藥必須用產於石者。土黃土紋，水黃直絲，色皆滯暗而臭。惟石硫黃方稜石紋而有寶光，不臭，仙家謂之黃礬。其形大勢如礬，按：硫黃感日之精，聚土之液，相結而成，生於艮土者佳，良土者，少上也。其色晶瑩，其氣清而毒小，生於坤土者惡，坤土者，老土也，穢濁之所歸也，其色板滯，其氣濁而毒重，不堪入藥，只可作火藥用。石黃產於外洋，來自舶上，所謂倭黃是也。入萊菔內煮六時，則毒去。 半夏製

右二味，各等分為細末，蒸餅為丸梧子大，每服一、二錢，白開水送下。

按：半硫丸通虛閉。若久久便溏，服半硫丸亦能成條，皆其補腎燥濕之功也。

五十七 濁濕久留，下注於肛，氣閉肛門墜痛，胃不喜食，舌苔腐白，术附湯主之。

此濁濕久留腸胃，致腎陽亦困，而肛門墜痛也。肛門之脈曰尻，腎虛則痛，氣結亦痛，但氣結之痛有二：寒濕、熱濕也。熱濕氣實之墜痛，如滯下門中用黃連、檳榔之證是也。此則氣虛而為寒濕所閉，故以參、附峻補腎中

元陽之氣，薑、术補脾中建運之氣，樸、橘行濁濕之滯氣，俾虛者充，閉者

通，濁者行，而墜痛自止，胃開進食矣。按：肛痛有得之大恐或房勞者，治

以參、鹿之屬。證屬虛勞，與此對勘，故併及之。再此條應入寒濕門，以與

上三條有互相發明之妙，故列於此，以便學者之觸悟也。

术附湯方 _{苦辛溫法}

生茅术 _{五錢}　人參 _{二錢}　厚樸 _{三錢}　生附子 _{三錢}　炮薑 _{三錢}　廣皮 _{三錢}

水五杯，煮成兩杯，先服一杯，約三時，再服一杯，以肛痛愈為度。

五十八　瘧邪久羈，因瘧成勞，謂之勞瘧。絡虛而痛，陽虛而脹，脇有

瘧母，邪留正傷，加味異功湯主之。

此證氣血兩傷。《經》云：勞者溫之。故以異功溫補中焦之氣，歸、桂

合異功溫養下焦之血，以薑、棗調和營衛，使氣血相生而勞瘧自愈。此方補

氣，人所易見，補血人所不知。《經》謂中焦受氣，取汁，變化而赤，是謂

血。凡陰陽兩傷者，必於氣中補血，定例也。

加味異功湯方　辛甘溫陽法

人參三錢　當歸一錢五分　肉桂一錢五分　炙甘草二錢　茯苓三錢　于术三錢，炒焦

生薑三錢　大棗二枚，去核　廣皮二錢

水五杯，煮成兩杯，渣再煮一杯，分三次服。

五十九　瘧久不解，脅下成塊，謂之瘧母，鱉甲煎丸主之。

瘧邪久擾，正氣必虛。清陽失轉運之機，濁陰生竊踞之漸，氣閉則痰凝

血滯而塊勢成矣。脅下乃少陽、厥陰所過之地。按：少陽、厥陰為樞，瘧不

離乎肝膽，久擾則臟腑皆困，轉樞失職，故結成積塊，居於所部之分，謂之

瘧母者，以其由瘧而成，且無己時也。按：《金匱》原文：病瘧以月一日發，

當以十五日愈，設不瘥，當月盡解，如其不瘥，當云何？此結爲癥瘕，名曰瘧母。急治之，宜鱉甲煎丸。蓋人身之氣血與天地相應，故瘧邪之著於人身也。其盈縮進退，亦必與天地相應。如月一日發者，發於黑晝月廓空時，氣之虛也，當俟十五日愈。五者，生數之終，十者，成數之極，生成之盈數相會，五日一元，十五日三元一週，一氣來復。白晝月滿之時，天氣實而人氣復，邪氣退而病當愈。設不瘥，必俟天氣再轉，當於月盡解。如其不瘥，又當云何？然月自虧而滿，陰已盈而陽已縮，自滿而虧，陽已長而陰已消。天地陰陽之盈縮消長已週，病尚不愈，是本身之氣血，不能與天地之化機，相爲流轉。日久根深，牢不可破，故宜急治也。

鱉甲煎丸方

鱉甲炙十二分　烏扇三分，燒　黃芩三分　柴胡六分　鼠婦三分，熬　乾薑三分　大

黃三分　芍藥五分　桂枝三分　葶藶一分，熬　石葦三分，去毛　厚樸三分　牡丹皮五分

瞿麥二分　紫葳三分　半夏一分　人參一分　䗪蟲五分，熬　阿膠三分，炒　蜂窩

四分，炙　赤硝十二分　蜣蜋六分，熟　桃仁二分

右二十三味，爲細末，取煅竈下灰一斗，清酒一斛五斗，浸灰，俟酒盡

一半，著鱉甲於中，煮令泛爛如膠漆，絞取汁，納諸藥煎爲丸，如梧子大。

空心服七丸，日三服。

方論：此辛苦通降，鹹走絡法。鱉甲煎丸者，君鱉甲而以煎成丸也，與

他丸法迥異，故曰煎丸。方以鱉甲爲君者，以鱉甲守神入裏，專入肝經血

分，能消癥瘕，領帶四蟲，深入臟絡，飛者昇，走者降，飛者兼走絡中氣

分，走者純走絡中血分，助以桃仁、丹皮、紫葳之破滿行血，副以葶藶、石

葦、瞿麥之行氣滲濕；臣以小柴胡、桂枝二湯，總去三陽經未結之邪。大承

氣急驅入腑已結之渣滓；佐以人參、乾薑、阿膠，護養鼓盪氣血之正，俾邪無容留之地，而深入臟絡之病根拔矣。按：小柴胡湯中有甘草，大承氣湯中有枳實，仲景之所以去甘草，畏其太緩。凡走絡藥不須守法。去枳實，畏其太急而直走腸胃，亦非絡藥所宜也。

六十　太陰三瘧，腹脹不渴，嘔水，溫脾湯主之。

三瘧本系深入臟真之痼疾，往往經年不愈。現脾胃證，猶屬稍輕，腹脹不渴，脾寒也。故以草果溫太陰獨勝之寒，輔以厚樸消脹，嘔水者胃寒也，故以生薑降逆，輔以茯苓滲濕而養正，蜀漆乃常山苗，其性急走瘧邪，導以桂枝，外達太陽也。

溫脾湯方　苦辛溫裏法

草果二錢　桂枝三錢　生薑五錢　茯苓五錢　蜀漆三錢，炒　厚樸三錢

水五杯，煮取兩杯，分二次，溫服。

六十一　少陰三瘧，久而不愈，形寒嗜臥，舌淡脈微，發時不渴，氣血兩虛，扶陽湯主之。

《瘧論篇》黃帝問曰：時有間二日，或至數日發，或渴或不渴，其故何也？岐伯曰：其間日者，邪氣客於六腑而有時與衛氣相失，不能相得，故休數日乃作也。瘧者，陰陽更勝也，或甚或不甚，故或渴或不渴。《刺瘧篇》曰：足少陰之瘧，令人嘔吐甚，多寒熱，熱多寒少，欲閉戶牖而處，其病難已。夫少陰瘧，邪入至深，本難速已。三瘧又係積重難反，與衛氣相失之證，久不愈，其常也。既已久不愈矣，氣也血也，有不隨時日耗散也哉！形寒嗜臥，少陰本證。舌淡脈微不渴，陽微之象，故以鹿茸爲君，峻補督脈。一者督脈總督諸陽，爲衛氣之根一者八脈麗於肝腎，少陰虛則八脈亦虛。

本。人參、附子、桂枝，隨鹿茸而峻補太陽，以實衛氣，當歸隨鹿茸以補血中之氣，通陰中之陽，單以蜀漆一味，急提難出之瘧邪，隨諸陽藥努力奮爭，由衛而出。陰臟陰證，故湯以扶陽爲名。

扶陽湯 辛甘溫陽法

鹿茸五錢，生銼末，先用黃酒煎得。　　熟附子三錢　　人參二錢　　麤桂枝三錢　　當歸二錢　　蜀

漆三錢，炒黑

水八杯，加入鹿茸酒，煎成三小杯，日三服。

六十二　厥陰三瘧，日久不已，勞則發熱，或有痞結，氣逆欲嘔，減味烏梅圓法主之。

凡厥陰病甚，未有不犯陽明者。邪不深不成三瘧，三瘧本有難已之勢，既久不已，陰陽兩傷。勞則內發熱者，陰氣傷也。痞結者，陰邪也。氣逆欲

嘔者，厥陰犯陽明，而陽明之陽將憊也。故以烏梅圓法之剛柔併用，柔以救

陰而順厥陰剛臟之體，剛以救陽而充陽明陽腑之體也。

減味烏梅圓法

酸苦爲陰，辛甘爲陽復法。以下方中多無分量，以分量本難預定，用者臨時斟酌可也。

半夏　黃連　乾薑　吳萸　茯苓　桂枝　白芍　川椒炒黑　烏梅

按：瘧、痢兩門，日久不治，暑濕之邪，與下焦氣血混處者，或偏陰偏

陽，偏剛偏柔，或宜補宜瀉，宜通宜澀，或從太陰，或從少陰，或從厥陰，

或護陽明，其證至雜至多，不及備載。本論原爲溫暑而設，附錄數條於濕溫

門中者，以見瘧、痢之原起於暑濕。俾學者識得源頭，使雜證有所統屬，龎

具規模而已。欲求美備，勤繹各家。

六十三　酒客久痢，飲食不減，茵陳白芷湯主之。

久痢無他證，而且能飲食如故，知其病之未傷臟真胃土，而在腸中也。

痢久不止者，酒客濕熱下注，故以風藥之辛，佐以苦味入腸，芳香涼淡也。

蓋辛能勝濕而昇脾陽，苦能滲濕清熱，芳香悅脾而燥濕，涼能清熱，淡能滲濕也。俾濕熱去而脾陽昇，痢自止矣。

茵陳白芷湯方 苦辛淡法

綿茵陳　白芷　北秦皮　茯苓皮　黃柏　藿香

六十四　老年久痢，脾陽受傷，食滑便溏，腎陽亦衰，雙補湯主之。

老年下虛久痢，傷脾而及腎，食滑便溏，亦係脾腎兩傷。無腹痛肛墜氣脹等證，邪少虛多矣。故以人參、山藥、茯苓、蓮子、芡實，甘溫而淡者，補脾滲濕，再蓮子、芡實水中之穀，補土而不克水者也。以補骨、蓯蓉、巴戟、菟絲、覆盆、萸肉、五味酸甘微辛者，昇補腎臟陰中之陽，而兼能益精氣安五臟者也。此條與上條當對看，上條以酒客久痢，臟真未傷而濕熱

尚重，故雖日久仍以清熱滲濕爲主。此條以老年久痢，濕熱無多，而臟真

已歉，故雖滯下不淨，一以補臟固正立法。於此亦可以悟治病之必，先識

證也。

複方也，
法見註中

人參　山藥　茯苓　蓮子　芡實　補骨脂　蓯蓉　萸肉　五味子　巴

戟天　菟絲子　覆盆子

六十五　久痢小便不通，厭食欲嘔，加減理陰煎主之。

此由陽而傷及陰也。小便不通，陰液涸矣。厭食欲嘔，脾胃兩陽敗矣。

故以熟地、白芍、五味收三陰之陰，附子通腎陽，炮薑理脾陽，茯苓理胃

陽也。按：原方通守兼施，剛柔互用，而名理陰煎者，意在偏護陰也。熟

地守下焦血分，甘草守中焦氣分，當歸通下焦血分，炮薑通中焦氣分，蓋

氣能統血，由氣分之通及血分之守，此其所以爲理也。此方去甘草、當歸，

加白芍、五味、附子、茯苓者，爲其厭食欲嘔也。若久痢陽不見傷，無食

少欲嘔之象，但陰傷甚者，又可以去剛增柔矣。用成方總以活潑流動，對

證審藥爲要。

加減理陰煎方　辛淡爲陽，酸甘化陰復法，凡復
　　　　　　　法皆久病，未可以一法了事者。

熟地　白芍　附子　五味　炮薑　茯苓

六十六　久痢帶瘀血，肛中氣墜，腹中不痛，斷下滲濕湯主之。

此澀血分之法也。腹不痛，無積滯可知，無積滯，故用澀也。然腹中

雖無積滯，而肛門下墜，痢帶瘀血，是氣分之濕熱，久而入於血分，故重

用樗根皮之苦燥濕，寒勝熱，澀以斷下，專入血分而澀血爲君。地榆得先

春之氣，木火之精，去瘀生新。茅术、黃柏、赤苓、豬苓開膀胱，使氣分

之濕熱，由前陰而去，不致遺留於血分也。楂肉亦爲化瘀而設，銀花爲敗毒而然。

斷下滲濕湯方 苦辛淡法

樗根皮 一兩，炒黑　生茅术 一錢　生黃柏 一錢　地榆 一錢五分，炒黑　楂肉 三錢，炒黑

銀花 一錢五分，炒黑　赤苓 三錢　豬苓 一錢五分

水八杯，煮成三杯，分三次服。

六十七　下痢無度，脈微細，肢厥不進食，桃花湯主之。

此澀陽明陽分法也。下痢無度，關閘不藏，脈微細肢厥，陽欲脫也，故以赤石脂急澀下焦，粳米合石脂堵截陽明，乾薑溫裏而回陽，俾痢止則陰留，陰留則陽斯戀矣。

桃花湯 方法見溫熱下焦篇

六十八　久痢，陰傷氣陷，肛墜尻瘻，地黃餘糧湯主之。

此痢少陰陰分法也。肛門墜而尻脈瘻，腎虛而津液消亡之象，故以熟地、五味補腎而酸甘化陰，餘糧固澀下焦而瘻可除，墜可止，痢可愈也。

地黃餘糧湯方　酸甘兼澀法

熟地黃　禹餘糧　五味子

按：石脂、餘糧，皆係石藥而性澀，桃花湯用石脂不用餘糧，此則用餘糧而不用石脂，蓋石脂甘溫，桃花溫澀劑也。餘糧甘平，此方救陰劑也。無取乎溫而有取乎平也。

六十九　久痢傷腎，下焦不固，腸膩滑下，納穀運遲，三神丸主之。

此痢少陰陰中之陽法也。腸膩滑下，知下焦之不固。納穀運遲，在久痢之後，不惟脾陽不運，而腎中真陽亦衰矣。故用三神丸溫補腎陽，五味兼收其陰，肉果澀自滑之脫也。

三神丸方　酸甘辛溫兼澀法，亦複方也

五味子　補骨脂　肉果去淨油

七十　久痢傷陰，口渴舌乾，微熱微咳，人參烏梅湯主之。

口渴微咳於久痢之後，無濕熱客邪諸證，故知其陰液太傷。熱病液涸，急以救陰為務。

人參烏梅湯酸甘化陰法

人參　蓮子炒　炙甘草　烏梅　木瓜　山藥

按：此方於救陰之中，仍然兼護脾胃。若液虧甚而土無他病者，則去山藥、蓮子，加生地、麥冬，又一法也。

七十一　痢久陰陽兩傷，少腹肛墜，腰胯脊髀痠痛，由臟腑傷及奇經，參茸湯主之。

少腹墜，衝脈虛也。肛墜，下焦之陰虛也。腰，腎之腑也。胯，腎之穴

也；脊，太陽夾督脈之部也。髀，陽明部也。俱痠痛者，由陰絡而傷

及奇經也。參補陽明，鹿補督脈，歸、茴補衝脈，菟絲、附子昇少陰，杜仲

主腰痛。俾八脈有權，肝腎有養，而痛可止，墜可昇提也。

參茸湯 辛甘溫法

人參　鹿茸　附子　當歸炒　茴香炒　菟絲子　杜仲

按：此方雖曰陰陽兩補，而偏於陽。若其人但墜而不腰脊痛，偏於陰傷

多者，可於本方去附子，加補骨脂，又一法也。

七十二　久痢傷及厥陰，上犯陽明，氣上撞心，饑不欲食，乾嘔腹痛，

烏梅圓主之。

《厥陰篇》中，列烏梅圓治木犯陽明之吐蚘。自註曰：又主久痢方。然久痢

肝爲剛臟，內寄相火，非純剛所能折。陽明腑，非剛藥不復其體。仲景

之症不一，亦非可一概用之者也。葉氏於木犯陽明之瘧痢，必用其法而化裁之。大抵柔則加白芍、木瓜之類，剛則加吳萸、香附之類，多不用桂枝、細辛、黃柏。其與久痢純然厥陰見證，而無犯陽明之嘔而不食撞心者，則又純乎用柔，是治厥陰久痢之又一法也。按：瀉心寒熱併用，而烏梅圓則又寒熱剛柔併用矣。蓋瀉心治胸膈間病，猶非純在厥陰也，不過肝脈絡胸耳。若烏梅圓則治厥陰，防少陽，護陽明之全劑。

烏梅圓方　酸甘辛苦復法。酸甘化陰，辛苦通降，又辛甘爲陽，酸苦爲陰。

烏梅　細辛　乾薑　黃連　當歸　附子　蜀椒炒焦，去汗　桂枝　人參

黃柏

此烏梅圓本方也。獨無論者，以前賢名註林立，茲不再贅。分量製法，悉載《傷寒論》中。

七十三　休息痢經年不愈，下焦陰陽皆虛，不能收攝，少腹氣結，有似

癥瘕，參芍湯主之。

休息痢者，或作或止，止而復作，故名休息。古稱難治，所以然者，正

氣尚旺之人，即受暑濕水穀血食之邪太重，必日數十行，而爲脹、爲痛、爲

裏急後重等證，必不或作或輕也。其成休息證者，大抵有二，皆以正虛之

故：一則正虛留邪在絡，至其年月日時復發，而見積滯腹痛之實證者，可遵

仲景。凡病至其年月日時復發者，當下之例，而用少少溫下法，兼通絡脈，

以去其隱伏之邪，或丸藥緩攻，俟積盡而即補之，或攻補兼施，中下併治，

此虛中之實證也。一則純然虛證，以痢久滑泄太過，下焦陰陽兩傷，氣結似

乎癥瘕，而實非癥瘕，捨溫補其何從？故以參、苓、炙草守補中焦，參、附

固下焦之陽，白芍、五味收三陰之陰，而以少陰爲主，蓋腎司二便也。湯名

參苓者，取陰陽兼固之義也。

參苓湯方 辛甘爲陽，酸
甘化陰，復法

人參　白芍　附子　茯苓　炙甘草　五味子

七十四　噤口痢，熱氣上衝，腸中逆阻似閉，腹痛在下尤甚者，白頭翁湯主之。

白頭翁湯 方註見前

此噤口痢之實證，而偏於熱重之方也。

七十五　噤口痢，左脈細數，右手脈弦，乾嘔腹痛，裏急後重，積下不爽，加減瀉心湯主之。

此亦噤口痢之實證，而偏於濕熱太重者也。脈細數，溫熱著裏之象。右手弦者，木入土中之象也，故以瀉心去守中之品，而補以運之，辛以開之，

苦以降之。加銀花之敗熱毒，楂炭之克血積，木香之通氣積，白芍以收陰

氣，更能於土中拔木也。

加減瀉心湯方 苦辛寒法

川連　黃芩　乾薑　銀花　楂炭　白芍　木香汁

七十六　噤口痢，嘔惡不飢，積少痛緩，形衰脈弦，舌白不渴，加味參

苓白朮散主之。

此噤口痢邪少虛多，治中焦之法也。積少痛緩，則知邪少。舌白者無

熱，形衰不渴，不飢不食，則知胃關欲閉矣。脈弦者，《金匱》謂弦則爲減，

蓋謂陰精陽氣俱不足也。《靈樞》謂諸小脈者，陰陽形氣俱不足，勿取以鍼，

調以甘藥也。仲景實本於此而作建中湯，治諸虛不足，爲一切虛勞之祖方。

李東垣又從此化出補中益氣、昇陽益氣、清暑益氣等湯，皆甘溫除大熱法，

究不若建中之純。蓋建中以德勝，而補中以才勝者也。調以甘藥者，十二經

皆秉氣於胃，胃復則十二經之諸虛不足，皆可復也。葉氏治虛多脈弦之噤口

痢，做古之參苓白朮散而加之者，亦同諸虛不足。調以甘藥之義，又從仲

景、東垣兩法化出，而以急複胃氣為要者也。

加味參苓白朮散方　本方，甘淡微苦法，加則辛甘化陽，芳香悅脾，微辛以通，微苦以降也。

人參二錢　白朮一錢五分，炒焦　茯苓一錢五分　扁豆二錢，炒　薏仁一錢五分　桔梗一錢

砂仁七分，炒　炮薑一錢　肉豆蔻一錢　炙甘草五分

共為極細末，每服一錢五分，香粳米湯調服，日二次。

方論：參苓白朮散原方兼治脾胃，而以胃為主者也。其功但止土虛無

邪之泄瀉而已。此方則通宣三焦，提上焦，澀下焦，而以醒中焦為要者也。

參苓白朮加炙草，則成四君矣。按：四君以參苓為胃中通藥，胃者，腑也。

腑以通爲補也。白尤、炙草，爲脾經守藥，脾者，臟也。臟以守爲補也。

茯苓淡滲下達膀胱，爲通中之通。人參甘苦益肺胃之氣，爲通中之守。白尤苦能滲濕，爲守中之通。甘草純甘，不兼他味，又爲守中之守也。合四君爲脾胃兩補之方，加扁豆、薏仁以補肺胃之體，炮薑以補脾腎之用，桔梗從上焦開提清氣，砂仁、肉蔻，從下焦固澀濁氣，二物皆芳香能澀滑脫，而又能通下焦之鬱滯，兼醒脾陽也。爲末取其留中也，引以香粳米，亦以其芳香悅土，以胃所喜爲補也。上下斡旋，無非冀胃氣漸醒，可以轉危爲安也。

七十七　噤口痢，胃關不開，由於腎關不開者，肉蓯蓉湯主之。

此噤口痢邪少虛多，治下焦之法也。蓋噤口日久，有責在胃者，上條是也。亦有由於腎關不開，而胃關愈閉者，則當以下焦爲主。方之重用蓯蓉

者，以蓯蓉感馬精而生，精血所生之草而有肉者也。馬爲火畜，精爲水陰，

稟少陰水火之氣而歸於太陰坤土之藥，其性溫潤平和，有從容之意，故得從

容之名，補下焦陽中之陰有殊功。《本經》稱其強陰益精，消癥瘕。強陰者，

火氣也。益精者，水氣也。癥瘕乃氣血積聚有形之邪，水火既濟，中土氣

盛，而積聚自消。茲以噤口痢陰陽俱損，水土兩傷，而又滯下之積聚未清，

蓯蓉乃確當之品也。佐以附子補陰中之陽，人參、乾薑補土，當歸、白芍補

肝腎，芍用桂製者，恐其呆滯，且束入少陰血分也。

肉蓯蓉湯　辛甘法

肉蓯蓉一兩，炮淡　附子二錢　人參二錢　乾薑炭二錢　當歸二錢　白芍三錢，肉桂湯浸炒

水八杯，煮取三杯，分三次緩緩服。胃稍開，再作服。

秋　燥

七十八　燥久傷及肝腎之陰，上盛下虛，晝涼夜熱，或乾咳，或不咳，甚則痙厥者，三甲復脈湯主之，定風珠亦主之，專翁大生膏亦主之。

腎主五液而惡燥。或由外感邪氣，久羈而傷及腎陰，或不由外感而內傷致燥，均以培養津液爲主。肝木全賴腎水滋養，腎水枯竭，肝斷不能獨治，所謂乙癸同源，故肝腎併稱也。三方由淺入深，定風濃於復脈。皆用湯，從急治。專翁取乾坤之靜，多用血肉之品，熬膏爲丸，從緩治。蓋下焦深遠，草木無情，故用有情緩治，再暴虛易復者則用二湯，久虛難復者，則用專翁，專翁之妙，以下焦喪失皆腥臭脂膏，即以腥臭脂膏補之。較之丹溪之知、柏、地黃，云治雷龍之火而安腎燥，明眼自能辨之。蓋凡甘能補，凡苦

能瀉，獨不知苦先入心，其化以燥乎。再雷龍不能以剛藥直折也。腎水足則

靜，自能安其專翕之性，腎水虧則動而躁，因燥而躁也。善安雷龍者，莫如

專翕，觀者察之。

三甲復脈湯、定風珠 併見前

專翕大生膏 酸甘鹹法

人參 二勺，無力者以製洋參代之。　茯苓 二勺　龜板 一勺，另熬膠　烏骨雞 一對　鱉甲 一勺，另熬膠　牡蠣 一勺

鮑魚 二勺　海參 二勺　白芍 二勺　五味子 半勺　萸肉 半勺　羊腰子 八對　豬脊髓 一勺

雞子黃 二十圓　阿膠 二勺　蓮子 二勺　芡實 三勺　熟地黃 三勺　沙苑蒺藜 一勺　白

蜜 一勺　枸杞子 一勺，炒黑

右藥分四銅鍋，忌鐵器，攪用銅勺。以有情歸有情者二，無情歸無情者二，文火細

煉三晝夜，去渣，再熬六晝夜，陸續合爲一鍋，煎煉成膏，末下三膠，合蜜

和勻，以方中有粉無汁之茯苓、白芍、蓮子、芡實爲細末，合膏爲丸。每服二錢，漸加至三錢，日三服。約一日一兩，期年爲度，每殞胎必三月。肝虛而熱者，加天冬一觔，桑寄生一觔，同熬膏再加鹿茸二十四兩爲末。_{本方以陰生於八，}成於七，故用三七二十一之奇方，守陰也。加方用陽生於七，成於八，三八二十四之偶方，以生胎之陽也。古法通方多用偶，守法多用奇，陰陽互也。

徵按：此集始於銀翹散之清芬，終於專翁膏之濁臭。本乎天者親上，本乎地者親下，則各從其類也。後之覽者，亦可以悟三焦大意矣。

卷四

問心堂溫病條辨雜說

汗論

汗也者，合陽氣陰精蒸化而出者也。《內經》云：人之汗，以天地之雨名之。蓋汗之爲物，以陽氣爲運用，以陰精爲材料。陰精有餘，陽氣不足，則汗不能自出，不出則死。陽氣有餘，陰精不足，多能自出，再發則痙。痙亦死。或熏爍而不出，不出亦死也。其有陰精有餘，陽氣不足，又爲寒邪肅殺之氣所搏，不能自出者，必用辛溫味薄急走之藥，以運用其陽氣，仲景之治傷寒是也。《傷寒》一書，始終以救陽氣爲主，其有陽氣有餘，陰精不足，

又爲溫熱昇發之氣所鑠，而汗自出，或不出者，必用辛涼以止其自出之汗，用甘涼甘潤培養其陰精爲材料，以爲正汗之地，本論之治溫熱是也。本論始終以救陰精爲主，此傷寒所以不可不發汗，溫熱病斷不可發汗之大較也。

唐宋以來，多昧於此，是以人各著一傷寒書，而病溫熱者之禍呕矣。嗚呼！天道歟，抑人事歟！

方中行先生《或問六氣論》

原文云：或問天有六氣，風、寒、暑、濕、燥、火。風、寒、暑、濕，《經》皆揭病出條例以立論，而不揭燥、火、火無病可論乎？曰：《素問》言春傷於風，夏傷於暑，秋傷於濕，冬傷於寒者，蓋以四氣之在四時，

各有專令，故皆專病也。燥、火無專令，故不專病，而寄病於百病之中。猶土無正位，而寄王於四時，辰、戌、丑、未之末。不揭者，無病無燥、火也。

愚按：此論牽強臆斷，不足取信。蓋信《經》太過則鑿之病也。春風、夏火、長夏濕土、秋燥、冬寒，此所謂播五行於四時也。《經》言先夏至為病溫，即火之謂。夏傷於暑，指長夏中央土而言也。秋傷於濕，指初秋而言，乃上令濕土之氣，流行未盡。蓋天之行令，每微於令之初，而盛於令之末。至正秋傷燥，想代遠年湮，脫簡故耳。喻氏補之誠是，但不當硬改經文，已詳論於下焦寒濕第四十七條中。今乃以土寄王四時比燥、火，則謬甚矣。夫寄王者，濕土也，豈燥、火哉！以先生之高明而於六氣乃昧昧焉，亦千慮之失矣。

傷寒註論

仲祖《傷寒論》，誠爲金科玉律。奈註解甚難，蓋代遠年湮，中間不無脫簡，又爲後人妄增，斷不能起仲景於九原而問之。何條在先，何條在後，何處尚有若干文字，何處系後人僞增，惟有闕疑闕殆，擇其可信者而從之，不可信者而考之已爾。創斯註者，則有林氏、成氏，大抵隨文順解，不能透發精義。然創始實難，不爲無功。有明中行方先生，實能苦心力索，暢所欲言，溯本探微，闡幽發秘，雖未能處處合拍，而大端已具。喻氏起而作《尚論》，補其闕畧，發其所未發，亦誠仲景之功臣也，然除卻心解數處，其大端亦從方論中來，不應力抵方氏。北海林先生刻《方氏前條辨》附刻《尚論篇》，歷數喻氏僭竊之罪，條分而暢評之。喻氏之後，又有高氏，註《尚論》

發明，亦有心得可取處，其大端暗竊方氏，明尊喻氏，而又力詆喻氏，亦如

喻氏之於方氏也。北平劉覺莼先生起而證之，亦如林北海之證《尚論》者

然，公道自在人心也。其他如鄭氏、程氏之《後條辨》，無足取者，明眼人

自識之。舒馳遠之《集註》，一以喻氏為主，兼引程郊倩之《後條辨》，雜以

及門之論斷，若不知有方氏之《前條辨》者，遂以喻氏竊方氏之論，直謂為

喻氏書矣。此外有沈目南註、張隱庵集註、程雲來集註，皆可閱。至慈谿柯

韻伯《註傷寒論》、著《來蘇集》，聰明才辯，不無發明，可供採擇。然其自

序中謂大青龍一證，方喻之註大錯，目之曰鄭聲、曰楊墨，及取三註對勘，

虛中切理而細繹之，柯註謂風有陰陽，汗出脈緩之桂枝證，是中鼓動之陽

風，汗不出脈緊煩躁之大青龍證，是中凜冽之陰風。試問中鼓動之陽風者，

而主以桂枝辛甘溫法，置《內經》風淫於內，治以辛涼，佐以苦甘之正法於

何地？仲景自序云：撰用《素問》、《九卷》，反背《素問》而立法耶？且以中鼓動之陽風者，主以甘溫之桂枝。中凜冽之陰風者，反主以寒涼之石膏，有是理乎？其註煩躁，又曰熱淫於內，則心神煩擾。風淫於內，故手足躁亂，_{方先生原註風爲煩，寒則燥。}既曰凜冽陰風，又曰熱淫於內，有是理乎？種種矛盾，不可枚舉。方氏立風傷衛，寒傷營，風寒兩傷營衛，吾不敢謂即仲景之本來面目。然欲使後學眉目清楚，不爲無見，如柯氏之所序，亦未必即仲景之心法，而高於方氏也。其刪改原文處，多逞臆說，不若方氏之純正矣。且方氏創通大義，其功不可沒也。喻氏、高氏、柯氏三子之於方氏，補偏救弊，其卓識妙悟，不無可取，而獨惡其自高己見，各立門戶，務掩前人之善耳。後之學者，其各以明道濟世爲急，毋以爭名競勝爲心，民生幸甚。

汪按：分風寒營衛三法，始於成氏，未爲其非。至方氏始各立疆界，喻

氏並將溫病、小兒分爲三法，則愈失愈遠矣。

風　論

《內經》曰：風爲百病之長。又曰：風者，善行而數變。夫風何以爲百病之長乎？《大易》曰：元者善之長也。蓋冬至四十五日以後夜半少陽起而立春，於立春前十五日交大寒節，而厥陰風木行令。所以疏泄一年之陽氣，以布德行仁，生養萬物者也。故王者功德既成以後，制禮作樂，舞八佾而宣八風，所謂四時和，八風理，而民不夭折。風非害人者也，人之腠理密而精氣足者，豈以是而病哉！而不然者，則病斯起矣。以天地生生之具，反爲人受害之物，恩極大而害亦廣矣。蓋風之體不一，而風之用有殊，春風自下而

上，夏風橫行空中，秋風自上而下，冬風刮地而行，其方位也，則有四正四隅，此方位之合於四時八節也。立春起艮方，從東北隅而來，名之曰條風，八節各隨其方而起，常理也。如立春起坤方，謂之衝風，又謂之虛邪賊風，爲其乘月建之虛，則其變也。春初之風則夾寒水之母氣，春末之風則帶火熱之子氣，夏初之風則木氣未盡而炎火漸生，長夏之風則挾暑氣、濕氣、木氣未爲木庫，大雨而後暴涼，則挾寒水之氣，久晴不雨，以其近秋也，而先行燥氣，是長夏之風無所不兼，而人則無所不病矣。初秋則挾濕氣，季秋則兼寒水之氣，所以報冬氣也。初冬猶兼燥金之氣，正冬則寒水本令，而季冬又報來春風木之氣，紙鳶起矣。再由五運六氣而推，大運如甲己之歲，其風多兼濕氣，一年六氣中客氣所加何氣，則風亦兼其氣而行令焉。然則五運六氣，非風不行。風也者，六氣之帥也，諸病之領袖也。故曰：百病之長也。

其數變也奈何？如夏日早南風，少移時則由西而北而東，方南風之時則晴

而熱，由北而東則雨而寒矣。四時皆有早暮之變，不若夏日之數而易見耳。

夫夏日日長日化，以盛萬物也，而病亦因之而盛。《陰符》所謂害生於恩也。

無論四時之風，皆帶涼氣者，木以水爲母也。轉化轉熱者，木生火也。且

其體無微不入，其用無處不有，學者誠能體察風之體用，而於六淫之病，思

過半矣。前人多守定一桂枝以爲治風之祖方，下此則以羌、防、柴、葛爲

治風之要藥，皆未體風之情與《內經》之精義者也。桂枝湯在《傷寒》書

內，所治之風，風兼寒者也，治風之正法也。若風之不兼寒者，則從《內

經》風淫於內，治以辛涼，佐以苦甘，治風之變法也。以辛涼爲正而甘溫

爲變者何？風者木也，辛涼者，金氣，金能制木故也。風轉化轉熱，辛涼

苦甘則化涼氣也。

醫書亦有經子史集論

儒書有經子史集，醫書亦有經子史集。《靈樞》、《素問》、《神農本經》、《難經》、《傷寒論》、《金匱玉函經》爲醫門之經，而諸家註論、治驗、類案、本草、方書等，則醫之子史集也。經細而子史集麤，經純而子史集雜，理固然也。學者必不可不尊經，不尊經則學無根柢，或流於異端。然尊經太過，死於句下，則爲賢者過之。孟子所謂盡信書則不如無書也。不肖者不知有《經》，仲景先師所謂各承家技，終始順舊，省疾問病，務在口給，相對斯須，便處湯藥，自漢時而已然矣。遑問後世！此道之所以常不明，而常不行也。

本論起銀翹散論

本論第一方用桂枝湯者，以初春餘寒之氣未消，雖曰風溫係少陽之氣，少陽緊承厥陰，厥陰根乎寒水，初起惡寒之證尚多，故仍以桂枝爲首。猶時文之領上文來脈也。本論方法之始，實始於銀翹散。

汪按：溫病首桂枝，宗仲景也。再按初春少陽主令，柴胡證亦時有，果胗候確當，亦當用之。本論不載者，以世俗多妄以柴胡通治四時雜感，故不欲相混，恐致傷寒、溫病界限不清耳。

吳按：六氣播於四時，常理也。診病者，要知夏日亦有寒病，冬日亦有溫病，次年春夏尚有上年伏暑，錯綜變化，不可枚舉，全在測證的確。本論凡例內云：除傷寒宗仲景法外，俾四時雜感朗若列眉，後世學者，察證之

時，若真知確見其爲傷寒，無論何時，自當仍宗仲景。若真知六氣中爲何氣，非傷寒者，則於本論中求之。上焦篇辨傷寒、溫暑，疑似之間最詳。

本論粗具規模論

本論以前人信《經》太過，

《經》謂熱病者，皆傷寒之類也。又以《傷寒論》爲方法之祖，故前人遂於傷寒法中求溫熱；中行且犯此病。混六

氣於一《傷寒論》中，治法悉用辛溫，其明者亦自覺不合，而未能自立模範。瑭哀道之不明，人之不得其死，不自揣度而作是書。非與人爭名，亦毫無求勝前賢之私心也。至其序論採錄處，粗陳大畧，未能精詳。如暑證中之大順散、冷香飲子、漿水散之類，俱未收錄。一以前人已有，不必屋上架屋，一以卷帙紛繁，作者既苦日力無多，觀者反畏繁而不覽。是以本論不過

粗具三焦六淫之大概規模而已。惟望後之賢者，進而求之，引而伸之，斯愚者之大幸耳。

寒疫論

世多言寒疫者，究其病狀，則憎寒壯熱，頭痛骨節煩疼，雖發熱而不甚渴，時行則里巷之中，病俱相類。若役使者然，非若溫病之不甚頭痛、骨痛而渴甚，故名曰寒疫耳。蓋六氣寒水司天在泉，或五運寒水太過之歲，或六氣中加臨之客氣爲寒水，不論四時，或有是證，其未化熱而惡寒之時，則用辛溫解肌。既化熱之後，如風溫證者，則用辛涼清熱，無二理也。

僞病名論

病有一定之名，近有古無今有之僞名。蓋因俗人不識本病之名而僞造者，因而亂治，以致誤人性命。如滯下、腸澼、下便膿血，古有之矣。今則反名曰痢疾。蓋利者，滑利之義。古稱自利者，皆泄瀉通利太過之證也。滯者，淤濇不通之象，二義正相反矣。然治法尚無大疵謬也。至婦人陰挺、陰蝕、陰瘡、陰菌等證，古有明文，大抵多因於肝經鬱結，濕熱下注，浸淫而成。近日北人名之曰癗，歷考古文，併無是字，焉有是病！而治法則用一種惡劣婦人，以鍼刺之，或用細鉤鉤之，利刀割之，十割九死。哀哉！其或間有一二刀傷不重，去血不多，病本輕微者得愈，則恣索重謝。試思前陰，乃腎之部，肝經蟠結之地，衝、任、督三脈由此而分走前後，豈可肆用刀鉤之

所！甚則肝鬱脇痛，經閉寒熱等證，而亦名之曰癥。無形可割，則以大鍼鍼之，在婦人猶可藉口曰，婦人隱疾，以婦人治之。甚至數歲之男孩，痔瘡、疝瘕、疳疾，外感之遺邪，總而名之曰癥。而鍼之、割之，更屬可惡。在庸俗鄉愚信而用之，猶可說也，竟有讀書明理之文人，而亦為之蠱惑，不亦怪哉！又如暑月中惡腹痛，若霍亂而不得吐瀉，煩悶欲死，陰凝之痞證也，治以苦辛芳熱則愈。成霍亂則輕，論在中焦寒濕門中。乃今世相傳謂之痧證，又有絞腸痧、烏痧之名，遂至方書中亦有此等名目矣。俗治以錢刮關節，使血氣一分一合，數分數合而陽氣行，行則通，通則痞開痛減而愈。但愈後週十二時不可飲水，飲水得陰氣之凝，則留邪在絡，遇寒或怒動厥陰，則不時舉發，發則必刮痧也。是則痧固偽名，刮痧乃通陽之法，雖流俗之治，頗能救急，猶可也。但禁水甚難，最易留邪。無奈近日以刮痧之法刮溫病，夫溫

病，陽邪也。刮則通陽太急，陰液立見消亡，雖後來醫治得法，百無一生。

吾親見有痙而死者，有癢不可忍而死者。庸俗之習，牢不可破，豈不哀哉！

此外僞名妄治頗多，茲特舉其尤者耳。若時醫隨口捏造僞名，南北皆有，不

勝指屈矣，嗚呼！名不正，必害於事，學者可不察乎！

溫病起手太陰論

四時溫病，多似傷寒。傷寒起足太陽，今謂溫病起手太陰，何以手太陰

亦主外感乎？手太陰之見證，何以大暑似足太陽乎？手足有上下之分，陰陽

有反正之義，庸可混乎？《素問·平人氣象論》曰：藏真高於肺，以行營衛

陰陽也。《傷寒論》中分營分衛，言陰言陽，以外感初起，必由衛而營，由陽

而陰。足太陽如人家大門，由外以統內，主營衛陰陽。手太陰爲華蓋，三才之天，由上以統下，亦由外以包內，亦主營衛陰陽，故大暑相同也。大雖同而細終異，異者何如？太陽之竅主出，太陰之竅兼主出入，太陽之竅開於下，太陰之竅開於上之類。學者須於同中求異，異中驗同，同異互參，真詮自見。

徵按：昔賢有云，傷寒傳足不傳手，是說也。舉世莫明其故。考諸《陰陽別論》，三陽三陰之脈皆起於足，不起於手。人之傷於寒也，每傷於太陽寒水之地氣，故其應於人身也，足先受之。太陽根起於至陰，其穴在足小指之外側，陽明根起於厲兌，其穴在足大指次指之端。少陽根起於竅陰，其穴在足小指次指之端。太陰根起於隱白，其穴在足大指之端。少陰根起於湧泉，其穴在足心下蜷指宛宛中。厥陰根起於大敦，其穴在足大指三毛中。三陽脈行於表，三陰脈行於裏。外爲陽，內爲陰。背爲陽，其行於週身也，

腹爲陰。傷寒由表入裏，由淺入深，以次相傳，必然之勢。惟其足先受也，

其病側重在足，自不傳於手經。不然，豈有一人之身，截而爲二之理。而六

氣之邪，又有所偏向哉！若趙氏《醫貫》中，直將三陽三陰傳經之說，一概

抹煞，併不分傷寒溫病，惟以一逍遙散主治，又不免師心悖經之弊。以上所

云，蓋指冬月之正傷寒也。初春去冬未遠，寒水之氣尚在，至若四時傷寒，

雖非寒水之氣，而亦不免於濁陰之地氣。誠不若溫病所受，受於身半以上，

多從鼻孔而入，蓋身半以上主天氣，肺開竅於鼻，亦天氣也。

燥氣論

前三焦篇所序之燥氣，皆言化熱傷津之證，治以辛甘微涼，金必剋木，木受
克，則子爲母復

仇，火來未及寒化，蓋燥氣寒化，乃燥氣之正，《素問》謂陽明所至爲清勁是勝復矣。

也。《素問》又謂燥極而澤，土爲金母，水爲金子也。本論多類及於寒濕、伏暑門中，如腹痛、嘔吐之類。《經》謂燥淫所勝，民病善嘔，心脇痛不能轉側者是也。治以苦溫，《內經》治燥之正法也。前人有六氣之說。蓋以燥統於寒，吳氏《素問註》云：寒統燥濕，暑統風火，故云寒暑六入也。而近於寒。凡見燥病，只以爲寒，而不知其爲燥也。合六氣而觀之，餘俱主生，獨燥主殺，豈不爲病者乎！細讀《素問》自知。再前三篇原爲溫病而設，而類及於暑溫、濕溫，其於伏暑、濕溫門中，尤必三致意者。蓋以秋日暑濕踞於內，新涼燥氣加於外，燥濕兼至，最難界限清楚，稍不確當，其敗壞不可勝言。《經》謂粗工治病，濕證未已，燥證復起。蓋謂此也。

濕有兼熱兼寒，暑有兼風兼燥，燥有寒化熱化。先將暑濕燥分開，再將寒熱辨明，自有準的。

外感總數論

天以六氣生萬物，其錯綜變化無形之妙用，愚者未易窺測。而人之受

病，即從此而來。近人止知六氣太過曰六淫之邪，《內經》亦未窮極其變。

夫六氣傷人，豈界限清楚，毫無兼氣也哉！以六乘六，蓋三十六病也。夫天

地大道之數，無不始於一而成於三。如一三爲三，三三如九，九九八十一而

黃鍾始備。六氣爲病，必再以三十六數，乘三十六，得一千二百九十六條，

而外感之數始窮。此中猶不兼內傷，若兼內傷，則靡可紀極矣！嗚呼，近人

凡見外感，主以一柴葛解肌湯，豈不謬哉！

治病法論

治外感如將，兵貴神速，機圓法活，去邪務盡，善後務細。蓋早平一日，則人少受一日之害。治內傷如相，坐鎮從容，神機默運，無功可言，無德可見，而人登壽域。治上焦如羽，非輕不舉。治中焦如衡，非平不安。治下焦如權，非重不沉。

吳又可溫病禁黃連論

唐宋以來，治溫熱病者，初用辛溫發表，見病不爲藥衰，則恣用苦寒，大隊芩、連、知、柏，愈服愈燥，河間且犯此弊。蓋苦先入心，其化以燥，燥氣化火，反見齒板黑，舌短黑，唇裂黑之象，火極而似水也。吳又可非之誠是，但又不識苦寒化燥之理，以爲黃連守而不走，大黃走而不守，夫黃連不可輕

用，大黃與黃連同一苦寒藥，迅利於黃連百倍，反可輕用哉！余用普濟消毒

飲於溫病初起，必去芩、連，畏其入裏而犯中、下焦也。於應用芩、連方內，

必大隊甘寒以監之，但令清熱化陰，不令化燥，如陽亢不寐，火腑不通等證，

於酒客便溏頻數者，則重用之。濕溫門則不惟不忌芩、連，仍重賴之。蓋欲

其化燥也。語云：藥用當而通神。醫者之於藥，何好何惡，惟當之是求。

汪按：王太僕曰：大熱而甚，寒之不寒，是無水也。苦寒者，寒之也。

甘寒者，壯水之主，以制陽光也。

風溫溫熱氣復論

仲景謂腰以上腫當發汗，腰以下腫當利小便，蓋指濕家風水、皮水之腫

而言。又謂無水虛腫，當發其汗，蓋指陽氣閉結而陰不虛者言也。若溫熱大傷

陰氣之後，由陰精損及陽氣，愈後陽氣暴復，陰尚虧歉之至，豈可發汗利小便

哉！吳又可於氣復條下，謂血乃氣之依歸，氣先血而生，無所依歸，故暫浮腫，

但靜養節飲食自愈。余見世人每遇浮腫，便與淡滲利小便方法，豈不畏津液消

亡而成三消證，快利津液爲肺癰肺痿證，與陰虛咳嗽身熱之勞損證哉！余治是

證，悉用復脈湯，重加甘草，只補其未足之陰，以配其已復之陽而腫自消。千

治千得，無少差謬。敢以告後之治溫熱氣復者。暑溫、濕溫不在此例。

治血論

人之血，即天地之水也。在卦爲坎坎爲血卦。治水者不求之水之所以治，

而但曰治水，吾未見其能治也。蓋善治水者，不治水而治氣，坎之上下兩

陰爻，水也。坎之中陽，氣也。其原分自乾之中陽，乾之上下兩陽，臣與

民也。乾之中陽，在上爲君，在下爲師。天下有君師，各行其道於天下，

而彝倫不敘者乎！天下有彝倫攸敘，而水不治者乎！此《洪範》，所以歸本

皇極而與禹貢相爲表裏者也。故善治血者，不求之有形之血，而求之無形

之氣。蓋陽能統陰，陰不能統陽。氣能生血，血不能生氣，倘氣有未和，

如男子不能正家，而責之無知之婦人，不亦拙乎！至於治之之法，上焦之

血，責之肺氣，或心氣。中焦之血，責之胃氣，或脾氣。下焦之血，責之

肝氣、腎氣、八脈之氣。治水與血之法，間亦有用通者，開支河也。有用

塞者，崇隄防也。然皆已病之後，不得不與治其末，而非未病之先，專治

其本之道也。

注按：血虛者補其氣而血自生，血滯者調其氣而血自通，血外溢者，降其氣而血自下，血內溢者，固其氣而血自止。

九竅論

人身九竅，上竅七，下竅二。上竅為陽，下竅為陰。盡人而知之也。其中陰陽奇偶生成之妙諦，《內經》未言，茲特補而論之。陽竅反用偶，陰竅反用奇，上竅統為陽，耳目視聽其氣清為陽，鼻嗅口食其氣濁則陰也。耳聽無形之聲，為上竅陽中之至陽，中虛而形縱，兩開相離甚遠。目視有形之色，為上竅陽中之陰，中實而橫，兩開相離較近。鼻嗅無形之氣，為上竅陰中之陽，虛而形縱，雖亦兩竅外則仍統於一。口食有形之五味，為上竅陰中

之陰，中又虛又實，有出有納而形橫，外雖一竅，而中仍二。合上竅觀之，

陽者。偏陰者，正土居中位也。陽者縱，陰者橫。縱走氣而橫走血，血陰而

氣陽也。雖曰七竅，實則八也。陽竅外陽七數而內陰八數，外奇而內偶，陽生

於七，成於八也。生數，陽也。成數，陰也。陽竅用成數，七八，成數也。

下竅能生化之前陰，陰中之陽也。外雖一竅而內實二，陽竅用偶也。後陰但

竅，暗則三也。陰竅外陰二數而內陽三數，外偶而內奇，陰竅，用生數，二三，

主出濁，爲陰中之至陰，內外皆一而已，陰竅用奇也。合下竅觀之，雖曰二

生數也。上竅明七，陽也。暗八，陰也。下竅明二，陰也。暗三，陽也。合

上下竅而論之，明九，暗十一。十一者，一也，九爲老，一爲少，老成而少

生也。九爲陽數之終，一爲陽數之始，始終上下，一陽氣之循環也。開竅

者，運陽氣也。妙諦無窮，一互字而已。但互中之互，最爲難識。余嘗嘆

曰：修身者是字難，格致者互字難。

汪按：此即陰陽互根之議，發明極精核。

形體論

《內經》之論形體，頭足腹背經絡臟腑詳矣，而獨未總論夫形體之大綱，

不揣鄙陋，補之。人之形體，頂天立地，端直以長，不偏不倚，木之象也。

在天為元，在五常為仁，是天以仁付之人也。故使其體直，而麟鳳龜龍之屬

莫與焉。孔子曰：人之生也直，罔之生也幸而免。籧篨戚施，直之對也。程

子謂生理本直。味本字之義，蓋言天以本直之理，生此端直之形，人自當行

公直之行也。人之形體，無鱗介毛羽，謂之倮蟲。倮者，土也。土主信，是

地以信付之人也。人受天之仁，受地之信，備健順五常之德，而有精神魂魄

心意志思智慮，以行孝悌忠信，以期不負天地付畀之重，自別於麟鳳龜龍之

屬。故孟子曰：『萬物皆備於我矣』。又曰：『惟聖人，然後可以踐形』。《孝

經》曰：『天地之道，人為貴』。人可不識人之形體以為生哉，醫可不識人

之形體以為治哉！

　　徵按：本論補《傷寒論》未備而作也。雜說一卷，又補篇中遺意，而欲

拯流俗之弊。末作九竅、形體二論，總結全部兼補《內經》之所闕，欲人見

著知微，明體達用，即如九竅形體，日在目前，猶且習焉不察，從未經人道

破甚矣。格致之難也，儒者不能格致，則無以窮理盡性以至於命，是負天

之所生。醫者不能格致，則無以處方用法，生物生人，日從事於軒岐之書，

亦猶是瞑行而索途耳。蓋人之自生，與生人之生，異出同源，皆賴此一點不

忍之心爲之，所謂仁也，論形體而歸本於造化，見天地付畀甚重，不可不自

重。而又望人甚重以重之。是篇也。兼形氣名物理數而言，非若小家倚於一

偏之論而已也。其不忍之心，爲何如耶。

汪按：雜說一篇，因本論有未備者，作此以緯之。雖偶及形體氣血，大

旨仍以發明本論，非泛言醫理也。婦人小兒，各有專科，然自溫病門徑未清，

因而產後驚風，急驚慢驚之僞名，紛紜舛錯。故作《解產難》、《解兒難》。痘

疹之爲證，仍與六氣同治。痘雖原於胎毒，亦因六氣而發，故併及之。蓋溫

病門徑不清，勢必以他法妄治，然非諸證門徑皆清，亦不能辨明溫病。《經》

云：知其要者，一言而終。是所望於學者之博學詳說，而一以貫之矣。

卷五

問心堂溫病條辨解產難

解產難題詞

天地化生萬物，人爲至貴。四海之大，林林總總，孰非母產？然則母之產子也，得天地四時日月水火自然之氣化，而亦有難云乎哉！曰人爲之也，產後偶有疾病，不能不有賴於醫。無如醫者，不識病亦不識藥，而又相沿故習，僞立病名。或有成法可守者而不守，或無成法可守者，而妄生議論，或固執古人一偏之論，而不知所變通。種種遺患，不可以更僕數。夫以不識之藥，處於不識之病，有不死之理乎！其死也，病家不知其所以然，死者更不知其所以然，而醫者亦復不知

其所以然。嗚呼冤哉！瑭目擊神傷，作《解產難》。

產後總論

產後治法，前人頗多。非如溫病混入《傷寒論》中，毫無尺度者也。奈前人亦不無間有偏見，且散見於諸書之中，令人讀書不能搜求揀擇，以致因陋就簡，相習成風。茲特指出路頭，學者隨其所指而進步焉，當不歧於路矣。本論不及備錄，古法之闕畧者補之，偏勝者論之，流俗之壞亂者正之，治驗之可法者表之。

產後三大證論一

產後驚風之說，由來已久。方中行先生駁之最詳，茲不復議。《金匱》謂新

產婦人有三病：一者病痙，二者病鬱冒，三者大便難。新產血虛，多汗出，喜

中風，故令人病痙。亡血復汗，故令鬱冒。亡津液胃燥，故大便難。產婦鬱冒，

其脈微弱，嘔不能食，大便反堅，但頭汗出。所以然者，血虛而厥，厥而必冒，

冒家欲解，必大汗出。以血虛下厥，孤陽上出，故頭汗出。所以產婦喜汗出者，

亡陰血虛，陽氣獨盛，故當汗出，陰陽乃復。大便堅，嘔不能食，小柴胡湯主

之。病解能食，七、八日復發熱者，此爲胃實，大承氣湯主之。按此論，乃產後

大勢之全體也。而方則爲汗出中風一偏之證而設，故沈目南謂仲景本意，發明

產後氣血雖虛，然有實證，即當治實，不可顧慮其虛，反致病劇也。

產後三大證論二

按：產後亦有不因中風，而本臟自病鬱冒、痙厥、大便難三大證者。蓋血虛則厥，陽孤則冒，液短則大便難。冒者汗者，脈多洪大而芤。痙者厥者，脈則弦數。葉氏謂之肝風內動，余每用三甲復脈、大小定風珠及專翁大生膏而愈。淺深次第，臨時斟酌。方法註論悉載下焦篇。

產後三大證論三

《心典》云：血虛汗出，筋脈失養，風入而益其勁，此筋病也。亡陰血虛，陽氣遂厥，而寒復鬱之，則頭眩而目瞀，此神病也。胃藏津液而灌溉諸

陽，亡津液胃燥，則大腸失其潤而大便難，此液病也。三者不同，其為亡血

傷津則一，故皆為產後所有之病。即此推之，凡產後血虛諸證，可心領而神

會矣。按以上三大證，皆可用三甲復脈、大小定風珠、專翁膏主之。蓋此六

方，皆能潤筋，皆能守神，皆能增液故也。但有淺深次第之不同耳。產後無

他病，但大便難者，可與增液湯<small>方註併見中焦篇溫熱門。</small>以上七方，產後血虛液短，雖微有

外感，或外感已去大半，邪少虛多者，便可選用。不必俟外感盡淨而後用之

也。再產後誤用風藥，誤用辛溫剛燥，致令津液受傷者，併可以前七方斟酌

救之。余製此七方，實從《金匱》原文體會而來，用之無不應手而效，故敢

以告來者。

產後瘀血論

張石頑云：產後元氣虧損，惡露乘虛上攻，眼花頭眩，或心下滿悶，神昏口噤，或痰涎壅盛者，急用熱童便主之。或血下多而暈，或神昏煩亂，芎歸湯加人參、澤蘭、童便，兼補而散之。此條極須斟酌。血下多而暈，血虛可知，豈有再用芎、歸、澤蘭，辛竄走血中氣分之品，以益其虛哉！其方全賴人參固之。然人參在今日，值重難辦，方既不善，人參又不易得，莫若用三甲復脈，大小定風珠之為愈也。明者悟之。又敗血上衝有三，或歌舞談笑，或怒罵坐臥，甚則踰牆上屋，此敗血衝心多死。用花蕊石散，或琥珀黑龍丹。如雖悶亂，不至顛狂者，失笑散加鬱金。若飽悶嘔惡腹滿脹痛者，《金匱》下瘀血湯。若面赤嘔逆欲死，或喘急者，此敗血衝肺，人參、蘇木，甚則加芒硝蕩滌之。大抵衝心者，十難救一。衝胃者，五死五生。衝敗血衝胃，五積散或平胃加薑、桂。不應，送來復丹。嘔逆腹脹，血化為水者，

肺者，十全一二。又產後口鼻起黑色，而鼻衄者，是胃氣虛敗而血滯也。急

用人參、蘇木，稍遲不救。愚按：產後原有瘀血上衝等證，張氏論之詳矣。

產後瘀血實證，必有腹痛拒按情形，如果痛處拒按，輕者用生化湯，重者用

回生丹最妙。蓋回生丹以醋煮大黃，約入病所而不傷他臟。內多飛走有情食

血之蟲，又有人參護正，何瘀不破，何正能傷。近見產婦腹痛，醫者併不問

拒按、喜按，一概以生化湯從事，甚至病家亦不延醫，每至產後，必服生化

湯十數帖，成陰虛勞病。可勝悼哉！余見古本《達生篇》中，生化湯方下註

云：專治產後瘀血腹痛、兒枕痛，能化瘀生新也。方與病對，確有所據。近

日刻本，直云治產後諸病，甚至有註產下即服者，不通已極，可惡可恨。再

《達生篇》一書，大要教人靜鎮，待造化之自然，妙不可言，而所用方藥則

未可盡信。如達生湯下，懷孕九月後服，多服尤妙。所謂天下本無事，庸人

自擾之矣。豈有不問孕婦之身體脈象，一概投藥之理乎！假如沉濇之脈，服

達生湯則可，若流利洪滑之脈，血中之氣本旺，血分溫暖，何可再用辛走氣

乎！必致產後下血過多而成痙厥矣。如此等不通之語，辨之不勝其辨，可為

長太息也。

徵按：近時有保產無憂飲一方，不知起自何人，盛行都下。無論產前何

病，一概用之，甚至有孕婦人，無病亦服之，名曰安胎。而藥肆中即以此方

併生化湯，撮合現成，謂之官方藥，治胎前產後一切病證，更覺可笑。

產後宜補宜瀉論

朱丹溪云：產後當大補氣血。即有雜病，以末治之。一切病多是血虛，

皆不可發表。張景岳云：產後既有表邪，不得不解。既有火邪，不得不清。既有內傷停滯，不得不開通消導，不可偏執。如產後外感風寒，頭痛身熱，便實，脈緊數洪大有力，此表邪實病也。又火盛者，必熱渴躁煩，或便結腹脹，口鼻舌焦黑，酷喜冷飲，眼眵尿痛，溺赤，脈洪滑，此內熱實病也。又或因產過食，致停蓄不散，此內傷實病也。又或鬱怒動肝，胸脅脹痛，大便不利，脈弦滑，此氣逆實病也。又或惡露未盡，瘀血上衝，心腹脹滿，疼痛拒按，大便難，小便利，此血逆實證也。遇此等實證，若用大補，是養虎爲患，誤矣。愚按：二子之說，各有見地，不可偏廢，亦不可偏聽。

如丹溪謂產後不可發表，仲景先師原有亡血禁汗之條，蓋汗之則痙也。產後氣血誠虛，不可不補，然雜證一概置之不問，則亦不可。張氏駁之誠是，但治產後之實證，自有妙法。妙法爲何，手揮目送是也。手下所治係實證，目

中心中意中注定是產後，識證真，對病確，一擊而罷。治上不犯中，治中不犯下，目中清楚，指下清楚，筆下再清楚，治產後之能事畢矣。如外感自上焦而來，固云治上不犯中，然藥反不可過輕，須用多備少，服法中病即已。外感已，即復其虛，所謂無糧之兵，貴在速戰。若畏產後虛怯，用藥過輕，延至三、四日後，反不能勝藥矣。余治產後溫暑，每用此法。如腹痛拒按，則化瘀，喜按即補絡，快如轉丸。總要醫者平日用功參悟古書，臨證不可有絲毫成見而已。

產後六氣為病論

產後六氣為病，除傷寒遵仲景師外，孕婦傷寒，後人有六合湯法。當於前三焦篇中求之，

斟酌輕重，或速去其邪，所謂無糧之師，貴在速戰者是也。或兼護其虛，一面扶正，一面驅邪，大抵初起以速清爲要，重證亦必用攻。余治黃氏溫熱，妊娠七月，胎已欲動，大實大熱，目突舌爛，乃前醫過於瞻顧所致。用大承氣一服，熱退胎安，今所生子二十一歲矣。如果六氣與痙癥之因，瞭然心目，俗傳產後驚風之說可息矣。

產後不可用白芍辯

朱丹溪謂產後不可用白芍，恐伐生生之氣，則大謬不然。但視其爲虛寒虛熱耳，若係虛寒，雖非產後，亦不可用。如仲景有桂枝湯去芍藥法，小青龍去芍藥法，若係虛熱必宜用之收陰。後世不善讀書者，古人良法不

知守，此等偏謬處，偏牢記在心，誤盡大事，可發一嘆。按：白芍花開春

末夏初，稟厥陰風木之全體，得少陰君火之氣化，炎上作苦，故氣味苦平。

《本經》芍藥併無酸字，但云苦平無毒，酸字後世妄加者也。主治邪氣腹痛，除血痺，破堅積，寒熱疝瘕，止痛，利

小便，益氣，豈伐生生之氣者乎。使伐生氣，仲景小建中湯，補諸虛不足而

以之為君乎。張隱庵《本草崇原》中論之最詳。

徵按：產後之不用白芍，猶之乎產後之不用人參也。世俗醫者云，不怕

胎前一兩，只怕產後一分。甚言產後之不用參也。余荊室素稟陽微，產後惡

露亦少，忽爾鬱冒不知人，僕婦兒女環侍逾時，皆以為死。且喚且哭，余審

視之，知其為陽氣不復也，急以獨參湯灌之乃甦，而其母家猶以為孟浪，甚

矣！邪說之害，良可嘆也。

產後誤用歸芎亦能致瘈論

當歸、川芎為產後要藥。然惟血寒而滯者為宜，若血虛而熱者，斷不可用。蓋當歸七、八月開花，得燥金辛烈之氣，香竄異常，甚於麻、辛。不過麻、辛無汁而味薄，當歸多汁而味厚耳。用之得當，功力最速，用之不當，為害亦不淺。如亡血、液虧、孤陽上冒等證，而欲望其補血，不亦愚哉！蓋當歸止能運血，哀多益寡，急走善竄，不能靜守。誤服致瘈，瘈甚則脫。川芎有車輪紋，其性更急於當歸，蓋物性之偏長於通者，必不長於守也。世人不敢用白芍，而恣用當歸、川芎，何其顛倒哉！

產後當究奇經論

產後虛在八脈。孫真人創論於前，葉天士暢明於後，婦科所當首識者也。蓋八脈麗於肝腎，如樹木之有本也。陰陽交媾，胎前產後，生生化化，全賴乎此。古語云：醫道通乎仙道者，此其大門也。

下死胎不可拘執論

死胎不下，不可拘執成方而悉用通法。當求其不下之故，參之臨時所現之證若何，補偏救弊而胎自下也。余治一婦，死胎不下二日矣，診其脈則洪大而芤，問其證則大汗不止，精神恍惚欲脫，余曰：此心氣太虛，不能固

胎，不問胎死與否，先固心氣。用救逆湯加人參，煮三杯，服一杯而汗斂，服二杯而神清氣寧，三杯未服而死胎下矣。下後補肝腎之陰，以配心陽之用而愈。若執成方而用平胃、樸、硝，有生理乎！

催生不可拘執論

催生亦不可拘執一轍。陽虛者補陽，陰損者翕陰，血滯者通血。余治一婦素日脈遲，而有癥瘕寒積厥痛，余用通補八脈大劑丸料，服半載而成胎。產時五日不下，是夕方延余診視，余視其面青，診其脈再至，用安邊桂五錢，加入溫經補氣之品，作三杯，服二杯而生矣，亦未曾服第三杯也。次日診其脈濇，腹痛甚拒按，仍令其服第三杯。又減其製用一帖，下癥塊長七、

八寸，寬二、三寸，其人腹中癥塊本有二枚，茲下其一，不敢再通矣。仍用

溫通八脈由漸而愈。其他治驗甚多，畧舉一二，以見門逕耳。

產後當補心氣論

產後心虛一證，最為吃緊。蓋小兒稟父之腎氣，母之心氣而成。胞宮之

脈，上係心包，產後心氣，十有九虛，故產後補心氣亦大扼要。再水火各自

為用，互相為體，產後腎液虛則心體亦虛，補腎陰以配心陽，取坎填離法也。

余每於產後驚悸脈芤者，用加味大定風珠，獲效多矣。方見溫熱下焦篇，即大定風珠加人參、龍骨、秋小麥、茯神者。

產後一切外感，當於本論三焦篇中求之，再細參葉案則備矣。

產後虛寒虛熱分別論治論

產後虛熱，前則有三甲復脈三方、大小定風珠二方、專翁膏一方、增液湯一方。三甲、增液原為溫病善後而設，定風珠、專翁膏則為產後虛損、液湯一方。

無力服人參而設者也。古人謂產後不怕虛寒，單怕虛熱。蓋溫經之藥多能補虛，而補虛之品難以清熱也。故本論詳立補陰七法，所以補丹溪之未備，又

立通補奇經丸，為下焦虛寒而設。又立天根月窟膏，為產後及勞傷下焦，陰陽兩傷而設也。乃從陽補陰，從陰補陽互法，所謂天根月窟間來往，三十六宮都是春也。

汪按：產後別有類白虎一證，大熱、大汗、大渴，全似白虎，惟脈大而無力，東垣用補血湯治之，余用有驗。蓋此證本於勞役傷陽，不徒陰虛，此

湯即從仲景羊肉湯化出也。

保胎論一

每殞胎五、六月者，責之中焦不能蔭胎，宜平日常服小建中湯。下焦不足者，天根月窟膏，蒸動命門真火，上蒸脾陽，下固八脈，真精充足，自能固胎矣。

汪按：五、六月墮胎者，用杜仲續斷丸，脾虛甚者，加白朮。三月墮胎者，用逍遙散加生地，熱甚者加黃芩，亦能保胎。論中所立膏方，乃爲虛損之甚，精血衰虧者設耳。

保胎論二

每殞胎必三月者，肝虛而熱，古人主以桑寄生湯。夫寄生臨時保胎，多

有鞭長莫及之患，且方中重用人參合天冬，豈盡人而能用者哉。莫若平時長

服二十四味專翁膏<small>方見下焦篇秋燥門</small>，輕者一料，即能大生，重者兩料<small>滑過三、四次者</small>永不墮胎。

每一料得乾丸藥二十斤，每日早中晚服三次，每次三錢，約服一年。必須戒

房事，毋令速速成胎方妙。蓋肝熱者成胎甚易，虛者又不能保，速成速墮，

速墮速成。嘗見一年內二、三次墮者，不死不休，仍未曾育一子也。專翁純

靜，翁攝陽動之太過。<small>肝虛熱易成易墮，豈非動之太過乎。</small>藥用有情者半，以補下焦精血之損。以

洋參數斤代人參，九製以去其苦寒之性，煉九日以合其純一之體，約費不過

三、四錢人參之價可辦矣。愚製二十一味專翁膏，原爲產後亡血過多，虛不

肯復，瘈厥心悸等證而設，後加麋茸、桑寄生、天冬三味，保三月殞胎三、

四次者，獲效多矣。故敢以告來者。

通補奇經丸方 甘鹹微辛法

鹿茸 八兩，力不能者，以嫩毛角代之。　紫石英 生研極細，二兩　龜板 炙，四兩　枸杞子 四兩　當歸 炒黑，四兩

肉蓯蓉 六兩　小茴香 炒黑，四兩　鹿角膠 六兩　沙苑蒺藜 二兩　補骨脂 四兩　人

參 力綿者以九製洋參代之，人參用二兩，洋參用四兩　杜仲 二兩

右爲極細末，煉蜜爲丸，小梧子大。每服二錢，漸加至三錢。大便溏者

加蓮子、茨實、牡蠣各四兩，以蒺藜洋參熬膏法丸。淋帶者加桑螵蛸、兔絲

子各四兩。癥瘕久聚少腹痛者，去補骨、蒺藜、杜仲，加肉桂、丁香各二兩。

天根月窟膏方 酸甘鹹微辛法，陰陽兩補，通守兼施，復法也。

鹿茸 一觔　烏骨雞 一對　鮑魚 二觔　鹿角膠 一觔　雞子黃 十六枚　海參 二觔

龜板二勉　羊腰子十六枚　桑螵蛸一勉　烏賊骨一勉　茯苓二勉　牡蠣二勉　洋

參三勉　兔絲子一勉　龍骨二勉　蓮子三勉　桂圓肉一勉　熟地四勉　沙苑蒺

藜二勉　白芍二勉　芡實二勉　歸身一勉　小茴香一勉　補骨脂二勉　枸杞子二勉

肉蓯蓉二勉　萸肉一勉　柴石英一勉　生杜仲一勉　牛膝一勉　萆薢一勉　白蜜三勉

右三十二味，熬如專翁膏法。用銅鍋四口，以有情歸有情者二，無情歸

無情者二，文火次第煎煉取汁，另入一淨鍋內，細煉九晝夜成膏，後下膠、

蜜，以方中有粉無汁之茯苓、蓮子、芡實、牡蠣、龍骨、鹿茸、白芍、烏賊

骨，八味爲極細末，和前膏爲丸梧子大。每服三錢，日三服。

此方治下焦陰陽兩傷，八脈告損，急不能復，胃氣尚健，<small>胃弱者不可與，恐不能傳化重濁之藥也。</small>

無濕熱證者。男子遺精滑泄，精寒無子，腰膝痠痛之屬腎虛者。<small>以上數條，有濕熱皆不可服也。</small>

老年體瘦痺中，頭暈耳鳴，左肢麻痺，緩縱不收，屬下焦陰陽兩虛者。<small>以上諸證有單</small>

屬下焦陰虛者，宜專翁膏，不宜此方。婦人產後下虧，淋帶癥瘕，胞宮虛寒無子，數數殞胎，或少年生育過多，年老腰膝尻胯痠痛者。

問心堂溫病條辨解兒難

解兒難題詞

兒曷為乎有難，曰天時人事為之也。難於天者一，難於人者二。天之大德曰生，曷為乎難兒也？曰：天不能不以陰陽五行化生萬物，五行之運不能不少有所偏。在天原所以相制，在兒任其氣則生，不任其氣則難，雖天亦無如何，此兒之難於天者也。其難於人者，奈何？曰：一難於兒之父母，一難於庸陋之醫。天下之兒，皆天下父母所生，天下父母有不欲其兒之生者乎！曷為乎難於父母耶！曰：即難於父母，欲其兒之生也。父母曰：人生於溫，死於寒，故父母惟恐其兒

之寒。父母曰：人以食爲天，饑則死，故父母惟恐其兒之饑。天下之兒得全其生者此也，天下之兒或受其難者亦此也。諺有之曰：小兒無凍餓之患，有飽煖之災。天下之兒得全其生此發乎情不能止乎義禮，止知以慈爲慈，不知以不慈爲慈，此兒之難於父母者也。天下之醫，操生人之術，未有不欲天下之兒之生，未有不利天下之兒之生。天下之兒之難，未有不賴天下之醫之有以生之也。然則醫也者，所以補天與父母之不逮，以生兒者也。曷爲乎天下之兒難於天下之醫？曰：天下若無醫，則天下之兒難猶少，且難於天與父母無怨也。人受生於天與父母，即難於天與父母，又何怨乎！自天下之醫愈多，斯天下之兒難愈廣，以受生於天於父母之兒，而難於天下之醫，能無怨乎！曷爲乎醫愈多而兒之難愈廣也？曰：醫也者，順天之時，測氣之偏，適人之情，體物之理。名也，物也，象也，數也，無所不通而受之以謙，而後可以言醫。尤必上與天地呼吸相通，下與小兒呼吸相通，而守之以誠，而後

可以為醫。奈何挾生人之名，為利己之術，不求歲氣，不畏天和，統舉四時，率投三法，毫無知識，囿於見聞，併不知察色之謂何？聞聲之謂何？朝微夕甚之謂何？或輕或重之謂何？甚至一方之中，外自太陽，內至厥陰，既與發表，又與攻裏，且堅執小兒純陽之說，無論何氣使然，一以寒涼為準，無論何邪為病，一以攻伐為先。謬造驚風之說，惑世誣民，妄為痙疾之丸，戕生伐性。天下之兒之難，寧有終窮乎！前代賢醫，歷有辯難而未成書，瑭雖不才，願解兒難。

兒科總論

古稱難治者，莫如小兒，名之曰啞科。以其疾痛煩苦，不能自達。且其臟腑薄，藩籬疎，易於傳變。肌膚嫩，神氣怯，易於感觸。其用藥也，稍呆

則滯，稍重則傷。稍不對證，則莫知其鄉。捉風捕影，轉救轉劇，轉去轉遠。惟較之成人，無七情六慾之傷，外不過六淫，內不過飲食、胎毒而已。

然不精於方脈婦科，透徹生化之源者，斷不能作兒科也。

汪按：小兒但無色慾耳，喜怒悲恐，較之成人更專且篤，亦不可不察也。

俗傳兒科爲純陽辯

古稱小兒純陽，此丹竈家言，謂其未曾破身耳，非盛陽之謂。小兒稚陽未充，稚陰未長者也。男子生於七，成於八，故八月生乳牙，少有知識。八歲換食牙，漸開智慧。十六而精通，可以有子。三八二十四歲真牙生<small>俗謂盡根牙</small>，而

精足，筋骨堅強，可以任事。蓋陰氣長而陽亦充矣。女子生於八，成於七。

故七月生乳牙，知提攜。七歲換食牙，知識開，不令與男子同席。二七十四

而天癸至，三七二十一歲而真牙生，陰始足，陰足而陽充也，命之嫁。小兒

豈盛陽者哉！俗謂女子知識恆早於男子者，陽進陰退故也。

兒科用藥論

世人以小兒爲純陽也，故重用苦寒。夫苦寒藥，兒科之大禁也。丹溪

謂產婦用白芍，伐生生之氣。不知兒科用苦寒最伐生生之氣也！小兒，春

令也，東方也，木德也，其味酸甘，酸味人或知之，甘則人多不識。蓋弦

脈者，木脈也，《經》謂弦無胃氣者死。胃氣者，甘味也，木離土則死。再

驗之木實，則更知其所以然矣。木實惟初春之梅子，酸多甘少。其他皆甘多酸少者也。故調小兒之味，宜甘多酸少，如錢仲陽之六味丸是也。苦寒之所以不可輕用者何？炎上作苦，萬物見火而化。苦能滲濕，人，倮蟲也。苦寒體屬濕土。濕淫固爲人害，人無濕則死。故濕重者肥，濕少者瘦。小兒之濕，可盡滲哉！在用藥者以爲瀉火，不知愈瀉愈瘦，愈化愈燥。苦先入心，其化以燥也。而且重伐胃汁，直致痙厥而死者有之。小兒之火，惟壯火可滅，若少火則所賴以生者，何可恣用苦寒以清之哉！故存陰退熱爲第一妙法。存陰退熱，莫過六味之酸甘化陰也。惟濕溫門中，與辛淡合用，燥火則不可也。余前序溫熱，雖在大人，凡用苦寒，必多用甘寒監之。惟酒客不禁。

兒科風藥禁

近日行方脈者，無論四時所感爲何氣，一概羌、防、柴、葛。不知仲景先師，有風家禁汗，亡血家禁汗，濕家禁汗，瘡家禁汗四條，皆爲其血虛致痙也。然則小兒痙病，多半爲醫所造，皆不識六氣之故。

痙因質疑

痙病之因，《素問》曰：諸痙項強，皆屬於濕。此濕字，大有可疑，蓋風字誤傳爲濕字也。余少讀方中行先生《痙書》。一生治病，留心痙證。覺六氣皆能致痙，風爲百病之長，六氣莫不由風而傷人。所有痙病現證，皆風

木剛強屈拗之象。濕性下行而柔，木性上行而剛，單一濕字，似難包得諸痙。且濕字與項強字即不對，中行《痙書》十八條，除引《素問》、《千金》二條，餘十六條內，脈二條，證十四條，俱無濕字證據。如脈二條，一曰夫痙脈按之緊如弦，直上下行。二曰《脈經》云：痙家其脈伏堅，直上下，皆風木之象，濕之反面也。餘十四條，風寒致痙居其十，風家禁下一條，瘡家禁汗一條，新產亡血二條，皆無所謂濕也者。即《千金》一條，曰太陽中風，重感於寒，濕則變痙也。上下文義不續，亦不可以為據。中行註云：痙自《素問》以來，其見於《傷寒論》者，乃叔和所述《金匱》之畧也。《千金》雖有此言，未見其精悉，可見中行亦疑之。且《千金》一書，雜亂無章，多有後人羼雜，難以為據。《靈樞》、《素問》二書，非神聖不能道，然多述於戰國漢人之筆，可信者十之八、九，其不可信者一、二。如其

中多有後世官名地名，豈軒岐逆料後世之語，而先言之哉！且代遠年湮，不

無脫簡錯誤之處。瑭學述淺陋，不敢信此濕字，亦不敢直斷其非，闕疑以

俟來者。

汪按：古書甚少，除朝廷史志外，其餘學術，皆師弟以口耳相傳。至戰

國時始著之竹帛，如《內經》等書。後人或以爲岐黃自作，或以後人僞托，

皆非也。

濕痙或問

或問：子疑《素問》痙因於濕，而又謂六淫之邪皆能致痙，亦復有濕

痙一條，豈不自相矛盾乎？曰：吾所疑者，『諸』字、『皆』字似濕之一字，

不能包括諸痙。惟風可以該括一也。再者濕性柔，不能致強，初起之濕痙，

必兼風而後成也。且俗名痙爲驚風，原有急慢二條。所謂急者，一感即痙，

先痙而後病；所謂慢者，病久而致痙者也。一感即痙者，祇要認證真，用藥

確，一二帖即愈，易治也。病久而痙者，非傷脾陽，肝木來乘，即傷胃汁肝

陰，肝風鴟張。一虛寒，一虛熱，爲難治也。吾見濕因致痙，先病後痙者

多。如夏月小兒暑濕泄瀉暴注，一晝夜百數十行，下多亡陰，肝乘致痙之

類。霍亂最能致痙，皆先病後痙者也。當合之雜說中風論一條參看。以卒得

痙病而論，風爲百病之長。六淫之邪，皆因風而入。以久病致痙而論，其強

直背反瘛瘲之狀，皆肝風内動爲之也。似風之一字，可以包得諸痙。要知痙

者，筋病也。知痙之爲筋病，思過半矣。

痙有寒熱虛實四大綱論

六淫致痙，實證也。產婦亡血，病久致痙，風家誤下，溫病誤汗，瘡家

發汗者，虛痙也。風寒、風濕致痙者，寒證也。風溫、風熱、風暑、燥火致

痙者，熱痙也。俗稱慢脾風者，虛寒痙也。本論後述本臟

自病者，虛熱痙也。亦係痙證。

> 按：此皆痙證屬火，後世
> 統謂之痙矣。後另有論。

小兒痙病瘛病共有九大綱論

寒痙　仲景先師所述方法具在，但須對證細加尋繹。如所云太陽證體強

几几然，脈沉遲之類，有汗爲柔痙，爲風多寒少而用桂枝湯加法。無汗爲剛

痙，爲寒痙，而用葛根湯。湯內有麻黃，乃不以桂枝立名，亦不以麻黃立名者，以其病已至陽明也。諸如此類，須平時熟讀其書，臨時再加謹慎，手下自有準的矣。風寒咳嗽致痙者，用杏蘇散辛溫例，自當附入寒門。

風溫痙 按：此即瘈證，少陽之氣爲之也。下溫熱暑溫秋燥。皆同此例。乃風之正令，陽氣發泄之候，君火主氣之時，宜用辛涼正法。輕者用辛涼輕劑，重者用辛涼重劑，如本論上焦篇銀翹散、白虎湯之類。傷津液者加甘涼，如銀翹加生地、麥冬，玉女煎以白虎合冬、地之類。神昏讝語，兼用芳香以開膻中，如清宮湯、牛黃丸、紫雪丹之類。愈後用六味、三才、復脈輩，以復其喪失之津液。風溫咳嗽致痙者，用桑菊飲 方見上焦篇。銀翹散辛涼例。與風寒咳嗽迥別，斷不可一概用杏蘇辛溫也。

溫熱痙 即六淫之火氣，消鑠真陰者也。《內經》謂先夏至爲病溫者是也。即同上風溫論治，但風溫之病痙者輕而少，溫熱之致痙者多而重也。藥之輕重淺深，視病之輕重淺深而已。

暑瘈　暑兼濕熱，後有濕瘈一條。此則偏於熱多濕少之病，去溫熱不遠，《經》謂後夏至為病暑者是也。

按：俗名小兒急驚風者，惟暑月最多，而兼證最雜。非心如澄潭，目如智珠，筆如分水犀者，未易辨此。

蓋小兒膚薄神怯，經絡臟腑嫩小，不奈三氣發泄。邪之來也，勢如奔馬。其傳變也，急如掣電。豈靈疏者，所能當此任哉！如夏月小兒身熱頭痛，項強無汗，此暑兼風寒者也，宜新加香薷飲，有汗則仍用銀翹散，重加桑葉，咳嗽則用桑菊飲，汗多則用白虎，脈芤而喘，身重汗少，則用人參白虎，脈芤面赤多言，喘喝欲脫者，即用生脈散，神識不清者，即用清營湯加鉤藤、丹皮、羚羊角，神昏者兼用紫雪丹、牛黃丸等。病勢輕微者，用清絡飲之類，方法悉載上焦篇。學者當與前三焦篇暑門中，細心求之，但分量或用四之一，或用四之二，量兒之壯弱大小加減之。瘈因於暑，只治致瘈之因而瘈自止，不必沾沾但於瘈中求之。若執瘈以求瘈，吾不知瘈為何

物。夫痙，病名也。頭痛，亦病名也。善治頭痛者，必問致頭痛之因。蓋頭

痛有傷寒頭痛、傷風頭痛、暑頭痛、熱頭痛、濕頭痛、燥頭痛、痰厥頭痛、

陽虛頭痛、陰虛頭痛、跌撲頭痛、心火欲作癰膿之頭痛、肝風內動上竄少陽

膽絡之偏頭痛、朝發暮死之真頭痛。若不問其致病之因，如時人但見頭痛，

一以羌活、藁本從事，何頭痛之能愈哉，況痙病之難治者乎！

濕痙 按：此一條，瘛痙兼有。其因於寒濕者，則兼太陽寒
水氣。其泄瀉太甚，下多亡陰者，木氣來乘。則瘛矣。　按：中濕即痙者少，蓋濕

性柔而下行，不似風剛而上昇也。其間有兼風之痙，《名醫類案》中有一

云：小兒吐呃欲作癇者，五苓散最妙。本論濕溫上焦篇，有三仁湯一法，邪

入心包，用清宮湯去蓮心、麥冬，加銀花、赤小豆皮一法；用紫雪丹一法；

銀翹馬勃散一法；千金葦莖湯加滑石、杏仁一法；而寒濕例中，有形似傷

寒，舌白不渴，經絡拘急，桂枝薑附湯一法。凡此非必皆現痙病而後治。蓋

既感外邪，久則致痙。於其未痙之先，知係感受何邪，以法治之，而痙病之源絕矣。豈不愈於見痙治痙哉！若兒科能於六淫之邪，見幾於早，吾知小兒之痙病必少。濕久致痙者多，蓋濕為濁邪，最善瀰漫三焦，上蔽清竅，內蒙膻中。學者當於前中焦、下焦篇中求之。由瘧痢而致痙者，見其所傷之偏陰偏陽而補救之，於瘧痢門中求之。

燥痙　燥氣化火，消鑠津液，亦能致痙。其治暑似風溫，學者當於本論前三焦篇秋燥門中求之。但正秋之時，有伏暑內發，新涼外加之證，燥者宜辛涼甘潤，有伏暑則兼濕矣。兼濕則宜苦辛淡，甚則苦辛寒矣，不可不細加察焉。燥氣化寒，脅痛嘔吐，法用苦溫，佐以甘辛。

內傷飲食痙　俗所謂慢脾風者是也。

按：此證必先由於吐瀉，有脾胃兩傷者、有專傷脾陽者、有專傷胃陽者、有傷及腎陽者，參苓白尤散、四君、六君、異功、

補中益氣、理中等湯，皆可選用。虛寒甚者，理中加丁香、肉桂、肉果、訶子之類。因他病傷寒涼藥者，亦同此例。葉案中有陰風入脾絡一條，方在小兒癇痙厥門中。其小兒吐瀉門中，言此證最爲詳細。案後華岫雲駁俗論最妙，學者不可不靜心體察焉。再參之錢仲陽、薛立齋、李東垣、張景岳諸家，可無餘蘊矣。再按：此證最險，最爲難治，世之訛傳妄治已久。四海同風，歷有年所。方中行駁之於前，諸君子暢論於後，至今日而其僞風不息。是所望於後之強有力者，悉取其僞書而焚耳。細觀葉案治法之妙，全在見吐瀉時先防其痙，非於既痙而後設法也。故余前治六淫之痙，亦同此法。所謂上工不治已病治未病，聖人不治已亂治未亂也。

客忤痙俗所謂驚嚇是也。

按：小兒神怯氣弱，或見非常之物，聽非常之響，或失足落空、跌撲之類，百證中或有一二。非小兒所有痙病，皆因於驚嚇也。證

現發熱，或有汗，或無汗，面時青時赤，夢中囈語，手足蠕動，宜復脈湯去參、桂、薑、棗，加丹參、丹皮、犀角補心之體，以配心之用。大便結者，加元參，溏者加牡蠣，汗多神不寧有恐懼之象者，加龍骨、整琥珀、整硃砂塊。取其氣而不用其質，自無流弊。必細詢病家確有所見者，方用此例。若語涉支離，猜疑不定者，靜心再診，必得確情，而後用藥。愚兒三歲，六月初九日辰時，倚門落空，少時發熱，隨熱隨痙，昏不知人，手足如冰，無脈，至戌時而痙止，身熱，神昏，無汗，次日早，余方與復脈湯去參、桂、薑、棗，每日一帖，服三四杯，不飲不食，至十四日巳時，得戰汗而愈。若當痙厥神昏之際，妄動亂治，豈有生理乎！蓋痙厥則陰陽逆亂，少不合拍則不可救。病家情急，因亂投藥餌，胡鍼亂灸，而死者不可勝紀。病家中無主宰，醫者又無主宰，兒命其何堪哉！如包絡熱重，唇舌燥，目白睛有赤縷者，牛黃清心丸。本論牛

黃安宮丸、紫雪丹輩，亦可酌而用之。

汪按：世妄傳驚風之證，惟此一證，乃副其名。其因風、因熱等項之驚，神氣昏憒，往往對面擊鼓放銃，全然不知。客忤之證，則神驚膽怯，畏見異言異服，極易分別也。又按：此證心氣素虛者，復脈中須仍用人參。

本臟自病痙 此證則瘛病也。

按：此證由於平日兒之父母，恐兒之受寒，覆被過多，著衣過厚，或冬日房屋熱炕過暖，以致小兒每日出汗，汗多亡血，亦如產婦亡血致痙一理。肝主血，肝以血為自養，血足則柔，血虛則強，故曰本臟自病。然此一痙也，又實為六淫致痙之根。蓋汗多亡血者，本臟自病，汗多亡衛外之陽，則易感六淫之邪也。全賴明醫參透此理，於平日預先告諭小兒之父母，勿令過暖，汗多亡血，暗中少卻無窮之病矣，所謂治未病也。治本臟自病法，一以育陰柔肝為主，即同產後血亡致痙一例，所謂血足風自滅

也，六味丸、復脈湯、三甲復脈三方、大小定風珠二方、專翁膏皆可選用。

專翁膏爲痙止後，每日服四、五錢，分二次，爲填陰善後計也。六淫誤汗致痙者，亦同此例。救風溫、溫熱誤汗者，先與存陰，不比傷寒誤汗者，急與護陽也。蓋寒病不足在陽，溫病不足在陰也。

徵按：痙證有五，乃督脈病也。秦越人《難經》督脈爲病，脊強而厥。張仲景《金匱》脊強者，五痙之總名。其證卒口噤，背反張而瘈瘲。此段重重細說，可以補仲景之未備。

小兒易痙總論

按：小兒易痙之故，一由於肌膚薄弱，臟腑嫩小，傳變最速。一由近世

不明六氣感人之理，一見外感，無論何邪，即與發表。既痙之後，重用苦

寒，雖在壯男壯女，二、三十歲，誤汗致痙而死者，何可勝數！小兒薄弱，

則更多矣。余於醫學，不敢自信，然留心此證幾三十年，自覺洞徹此理。嘗

謂：六氣明而痙必少，敢以質之明賢，共商救世之術也。

痙病瘈病總論

《素問》謂太陽所至為痙，少陽所至為瘈。蓋痙者，水也；瘈者，火

也。又有寒厥熱厥之論最詳。後人不分痙、瘈、厥為三病，統言曰驚風痰

熱，曰角弓反張，曰搐搦，曰抽掣，曰癎痙厥。方中行作《痙書》，其或問

中所論，亦混瘈而為痙，籠統議論。葉案中治癎、痙、厥最詳，而統稱痙

厥，無瘛之名目，亦混瘛爲痙。考之他書，更無分別。前痙病論，因之從時人所易知也。謹按：痙者，強直之謂。後人所謂角弓反張，古人所謂痙也。瘛者，蠕動引縮之謂。後人所謂抽掣搐搦，古人所謂瘛也。抽掣搐搦不止者，瘛也。時作時止，止後或數日，或數月復發，發亦不待治而自止者，癇也。四肢冷如冰者，厥也。四肢熱如火者，厥也。有時而冷如冰，有時而熱如火者，亦厥也。大抵痙、瘛、癇、厥四門，當以寒熱虛實辨之，自無差錯。仲景剛痙、柔痙之論，爲傷寒而設，未嘗議及瘛病，故總在寒水一門，兼風則有有汗之柔痙，蓋寒而實者也。除寒痙外，皆瘛病之實而熱者也。濕門則有寒痙，有熱瘛、有實、有虛。熱病久耗其液，則成虛熱之瘛矣。前列小兒本臟自病一條，則虛熱也。產後驚風之痙，有寒痙，仲景所云是也，有熱瘛，本論所補是也。總之痙病，宜用剛而溫；瘛病，宜用

柔而涼。又有痙而兼瘈，瘈而兼痙，所謂水極而似火，火極而似水也。至

於癇證，亦有虛有實，有留邪在絡之客邪，有五志過極之臟氣，葉案中辨

之最詳，分別治之可也。瑭因前輩混瘈與痙爲一證，故分晰而詳論之，以

備裁採。

徵按：此亦數千餘年之疑案，莫能剖而析之。女媧煉石補天，予獨不以

其言爲河漢。

六氣當汗不當汗論

六氣六門，止有寒水一門，斷不可不發汗者。傷寒脈緊無汗，用麻黃湯

正條。風寒挾痰飲，用大小青龍一條。飲者，寒水也。水氣無汗，用麻黃甘

草附子麻黃等湯。水者，寒水也。有汗者，即與護陽。濕門亦有發汗之條，兼寒者也。其不兼寒而汗自出者，則多護陽之方。其他風溫禁汗、暑門禁汗、亡血禁汗、瘡家禁汗、禁汗之條頗多，前已言之矣。蓋傷於寒者，必入太陽，寒邪與寒水一家，同類相從也。其不可不發者何？太陽本寒標熱，寒邪內合寒水之氣，止有寒水之本而無標熱之陽，不成其爲太陽矣。水來克火，如一陽陷於二陰之中，故急用辛溫發汗，提陽外出。欲提陽者，烏得不用辛溫哉！若溫暑傷手太陰，火克金也。太陰本燥標濕，若再用辛溫，外助溫暑之火，內助臟氣之燥，兩燥相合，而土之氣化無從，不成其爲太陰矣。津液消亡，不痙何待！故初用辛涼以救本臟之燥，而外退溫暑之熱，繼用甘潤內救本臟之濕，外敵溫暑之火。而臟象化氣，本來面目，可不失矣。

此溫暑之斷不可發汗，即不發汗之辛甘，亦在所當禁也。且傷寒門中兼風而

自汗者，即禁汗，所謂有汗不得用麻黃。無奈近世以羌活代麻黃，不知羌活之更烈於麻黃也。蓋麻黃之發汗，中空而通，色青而疏泄，生於內地，去節方發汗，不去節尚能通能留，其氣味亦薄。若羌活乃羌地所生之獨活，氣味雄烈不可當，試以麻黃一兩，煮於一室之內，兩三人坐於其側，無所苦也。以羌活一兩，煮於一室內，兩三人坐於其側，則其氣味之發泄，弱者即不能受矣。溫暑門之用羌、防、柴、葛，產後亡血家之用當歸、川芎、澤蘭、炮薑，同一殺人利劍，有心者共籌之。

徵按：麻黃輕虛形如肺管，宣陽救肺，遇壅塞之證，有用至一、二兩方效者。羌活中實，形如骨節，故能竄走週身，追風至骨，其去麻黃遠矣。

疳疾論

疳者，乾也，人所共知。不知乾生於濕，濕生於土虛，土虛生於飲食不節，飲食不節，生於兒之父母之愛其子，惟恐其兒之飢渴也。蓋小兒之臟腑薄弱，能化一合者，與一合有半，即不能化，而脾氣鬱矣。再小兒初能飲食，見食即愛，不擇精麤，不知滿足，及脾氣已鬱而不舒，有拘急之象，兒之父母，猶認爲飢渴而強與之。日復一日，脾因鬱而水穀之氣不化，水穀之氣不化而脾愈鬱，不爲胃行津液，濕斯停矣。土惡濕，濕停而脾胃俱病矣。中焦受氣，取汁變化而赤是謂血。中焦不受水穀之氣，無以生血而血乾矣。再水穀之精氣，內入五臟，爲五臟之汁，水穀之悍氣，循太陽外出，捍衛外侮之邪而爲衛氣。中焦受傷，無以散精氣，則五臟之汁亦乾，無以行悍氣，

而衛氣亦餒，衛氣餒故多汗，汗多而營血愈虛，血虛故肢體日瘦。中焦濕聚

不化而腹滿，腹日滿而肢愈瘦，故曰乾生於濕也。醫者，誠能識得乾生於

濕，濕生於土虛，且扶土之不暇，猶敢恣用苦寒峻傷其胃氣，重泄其脾氣

哉！治法尤推東垣、錢氏、陳氏、薛氏、葉氏，誠得仲景之心法者也。疏補

中焦，第一妙法。昇降胃氣，第二妙法。昇陷下之脾陽，第三妙法。甘淡養

胃，第四妙法。調和營衛，第五妙法。食後擊鼓，以鼓動脾陽，第六妙法。

即古者以樂侑食之義。鼓

蕩陽氣，使之運用也。《難經》謂傷其脾胃者，調其飲食，第七妙法。如果生有

疳蟲，再少用苦寒酸辛，如蘆薈、胡黃連、烏梅、史君、川椒之類，此第八

妙法。若見疳即與苦寒殺蟲，便誤矣。考潔古、東垣，每用丸藥緩運脾陽，

緩宣胃氣，蓋有取乎渣質有形，與湯藥異岐，亦第九妙法也。

近日都下相傳一方，以全蠍三錢，烘乾爲末，每用精牛肉四兩，作肉團

數枚，加蠍末少許，蒸熟令兒逐日食之，以全蠍末完爲度，治疳疾有殊功。

愚思蠍色青，屬木，肝經之蟲，善竄而疏土，其性陰，兼通陰絡，疏脾鬱之

久病在絡者最良。然其性慓悍有毒。牛肉甘溫，得坤土之精，最善補土。稟

牡馬之貞，其性健順，既能補脾之體，又能運脾之用。牛肉得全蠍而愈健，

全蠍得牛肉而不悍，一通一補，相需成功。亦可備用。一味金雞散亦妙。^{用雞}內金

不經水洗者，不拘多少，烘乾爲末。不拘何食物皆加之，性能殺蟲磨積，即雞之脾，能復脾之本性。小兒疳疾，有愛食生米、黃土、石灰、紙

布之類者，皆因小兒無知，初飲食時，不拘何物即食之。脾不能運，久而生

蟲，愈愛食之矣。全在提攜之者，有以謹之於先，若既病治法，亦惟有暫運

脾陽，有蟲者兼與殺蟲，斷勿令再食。以新推陳，換其臟腑之性，復其本來

之真方妙。

徵按：奇偶偏方，每多奏效，其力專也。猶憶幼務舉業時，業師華陰孝

廉李公，世精於醫。有以患疳證之小兒來求治者，出一方，則惟大棗百十

枚，去核。象核之大小，實以生軍，外裹以麵，煨透熟搗爲丸，如小棗核

大，每服七丸，日再服，神效。此亦一通一補法也。

痘證總論

《素問》曰：治病必求其本。蓋不知其本，舉手便誤。後雖有錦繡心思，

皆鞭長莫及矣。治痘明家，古來不下數十，可稱盡善。不比溫病，毫無把

握，尚俟愚陋之鄙論也。但古人治法良多，而議病究未透徹來路，皆由不明

六氣爲病，與溫病之源。故論痘發之源者，祇及其半，謂痘證爲先天胎毒，

由肝腎而脾胃而心肺是矣。總未議及發於子午卯酉之年，而他年罕發者，何

故？蓋子午者，君火司天。卯酉者，君火在泉。人身之司君火者，少陰也。

少陰有兩臟，心與腎也。先天之毒，藏於腎臟，腎者坎也。有二陰以戀一

陽，又以太陽寒水爲腑，故不發也。必待君火之年，與人身君火之氣相搏，

激而後發也。故北口外寒水凝結之所，永不發痘。蓋人生之胎毒如火藥，歲

氣之君火如火線，非此引之不發，以是知痘證與溫病之發同一類也。試觀

《六元正紀》所載溫厲大行，民病溫厲之處，皆君相兩火加臨之候，未有寒

水濕土加臨而病溫者。亦可知愚之非臆說矣。

痘證禁表藥論

表藥者，爲寒水之氣，鬱於人之皮膚經絡，與人身寒水之氣相結，不能

自出而設者也。痘證由君火溫氣而發，要表藥何用！以寒水應用之藥，而用之君火之證，是猶緣木而求魚也。緣木求魚，無後災。以表藥治痘瘡，後必有大災。蓋痘以筋骨爲根本，以肌肉爲戰場，以皮膚結痂爲成功之地。用表藥虛表，先壞其立功之地，故八九朝灰白塌陷，咬牙寒戰，倒靨黑陷之證蜂起矣。古方精妙不可勝數，惟用表藥之方，吾不敢信。今人且恣用羌、防、柴、葛、升麻、紫蘇矣。更有愚之愚者，用表藥以發悶證是也。痘發內由肝腎，外由血絡，悶證有紫白之分。紫悶者，梟毒把持太過，法宜清涼敗毒，古用棗變百祥丸，從肝腎之陰內透，用紫雪芳涼，從心包之陽外透。白悶則本身虛寒，氣血不支之證，峻用溫補氣血，托之外出，按理立方，以盡人力。病在裏而責之表，不亦愚哉！

痘證初起用藥論

痘證初起用藥甚難，難者何？預護之爲難也。蓋痘之放肥，灌漿結痂，總從見點之初立根基。非深思遠慮者，不能也。且其形勢未曾顯張，大約辛涼解肌，芳香透絡，化濁解毒者，十之七、八。本身氣血虛寒，用溫煦保元者，十之二、三。尤必審定兒之壯弱肥瘦，黑白青黃，所偏者何在？所不足者何在？審視體質明白，再看已未見點，所出何苗，參之春夏秋冬，天氣寒熱燥濕，所病何時，而後定方。務於七日前先清其所感之外邪，七日後祇有胎毒，便不夾雜矣。

徵按：治痘之法，全是活潑潑地，不可執一。諺云：走馬看傷寒，回頭看痘疹。言其轉關最速也。

治痘明家論

治痘之明家甚多，皆不可偏廢者也。若專主於寒熱溫涼一家之論，希圖省事，禍斯亟矣。痘科首推錢仲陽、陳文中二家。錢主寒涼，陳主溫熱，在二家不無偏勝，在後學實不可偏廢。蓋二家猶水火也，似乎極不同性。宗此則害彼，宗彼則害此。然萬物莫不成於水火，使天時有暑而無寒，萬物焦矣。有寒而無暑，萬物冰矣。一陰一陽之謂道。二家之學，似乎相背，其實相需，實爲萬世治痘立宗旨。宗之若何？大約七日以前，外感用事，痘發由溫氣之行，用錢之涼者十之八、九，用陳之溫者一、二。七日以後，本身氣血用事，純賴臟真之火煉毒成漿，此火不外鼓，必致內陷，用陳之溫者多，而用錢之涼者少也。若始終實熱者，則始終用錢，始終虛寒者，則始終用陳。痘科無涼者少也。若始終實熱者，則始終用錢，始終虛寒者，則始終用陳。痘科無

一定之證，故無一定之方也。丹溪立解毒和中安表之說，亦最爲扼要。痘本有毒可解，但須解之於七日之前。有毒鬱而不放肥，不上漿者，烏得不解毒哉！如天之亢陽不雨，萬物不生矣。痘證必須和中，蓋脾胃最爲吃緊，前所謂以中焦作戰場也。安表之論，更爲妙諦。表不安，雖至將成，猶敗也。前所謂以皮膚結痂，爲成功之地，而可不安之也哉！安之不暇，而可混發以傷之也哉！至其宗錢而非陳，則其偏也。萬氏以脾胃爲主，魏氏以保元爲主，亦確有見識。雖皆從二家脫化，而稍偏於陳。費建中《救偏瑣言》，蓋救世人不明痘之全體大用，偏用陳文中之辛熱者也。書名救偏，其意可知。若專主其法，悉以大黃、石膏從事，則救偏而反偏矣。胡氏輒投汗下，下法猶有用處，汗法則不可也。翁仲仁《金鏡錄》一書，誠爲痘科寶筏。其妙處全在於看認證真確，治之自效。初學必須先熟讀其書，而後歷求諸家，方不誤事。後此

翟氏、聶氏，深以氣血盈虧，解毒化毒，分晰闡楊錢氏、陳氏底蘊，超出諸家之上，然分別太多，恐讀者目眩。愚謂看法必宗翁氏，葉氏有補翁仲仁不及之條，治法兼用錢、陳，以翟氏、聶氏爲錢、陳之註，參考諸家可也。近日都下盛行《正宗》一書，大抵用費氏、胡氏之法而推廣之，恣用大汗大下，名歸宗湯，石膏、大黃始終重用，此在梟毒太過者則可，豈可以概治天下之小兒哉！南方江西、江南等省，全恃種痘。一遇自出之痘，全無治法。醫者無論何痘，概禁寒涼，以致有毒火者，輕者重，重者死，此皆偏之爲害也。

痘瘡稀少不可恃論

相傳痘瘡稀少，不過數十粒，或百餘粒，根顆圓綻者，以爲狀元痘，可

不服藥。愚則以爲三、四日間，亦須用辛涼解毒藥一帖，無庸多服。七、八

日間，亦宜用甘溫托漿藥一帖，多不過二帖，務令漿行滿足。所以然者何？

愚嘗見稀少之痘，竟有漿行不足，結痂後患目，毒流心肝二經，或數月，或

半年後，煩躁而死，不可救藥者。

汪按：產者，常也，可不服藥。痘則病也，當以藥調。惟藥之不當，反

不如勿藥耳。所云三、四日、七、八日者，當參之形色，不可執一。

痘證限期論

痘證限期，近日時醫，以爲十二日結痂之後，便云收功。古傳百日內，

皆痘科事也。愚有表侄女，於三、四月間出痘，漿行不足，百日內患目，目

珠高出眼外，延至次年二月方死。死時面現五色，忽而青、而赤、而黃、而白、而黑，蓋毒氣遍歷五臟，三晝夜而後氣絕。至今思之，猶覺慘甚。醫者可不慎哉！十二日者，結痂之限也。況結痂之限，亦無定期。兒生三歲以後者，方以十二日爲準。若初週以後，祇九日限耳。未週一歲之孩，不過七日限。

行漿務令滿足論

近時人心不古，競尚粉飾，草草了事。痘頂初渾，便云漿足。病家不知，惟醫是聽。漿不足者，發痘毒猶可醫治。若發於關節隱處，亦致喪命，或成廢人。患目煩躁者，百無一生。即不死而雙目失明矣！愚經歷不少，

漿色大約以黃豆色爲準，痘多者腿腳稍清猶可。愚一生所治之痘，痘後毫

無遺患，無他謬巧，行漿足也。近時之弊，大約有三：一由於七日前過用

寒涼，七日後又不知補托，畏溫藥如虎，甚至一以大黃從事，此用藥之不

精也；二由於不識漿色，此目力之不精也；三由於存心粉飾，心地之不慈

也。余存心不敢粉飾，不忍粉飾，口過直而心過慈，以致與世不合。目擊

兒之顛連疾苦而莫能救，不亦大可哀哉！今作此論，力矯時弊，實從數十

年經歷中得來。見痘後之證，百難於痘前。蓋痘前有漿可上，痘後無漿可

行。痘前自內而外出，外出者順。痘後自外而內陷，內陷者逆也。毒陷於

絡，猶可以法救之。毒陷於臟而臟真傷，考古竟無良法可救。由逆痘而死

者，醫可以對兒。由治法不精而遺毒死者，其何以對小兒哉！閱是論者，

其思慎之於始乎！

汪按：北方之一以大黃從事，猶南方之專用昇發溫補也。然此方之

法，在梟毒之證，有宜用者。余甥女出痘，於二十日外，猶日用大黃，

計前後用大黃至四、五觔，石膏稱是，然後收功。每日服四兩大黃濃汁，

方能進食。此亦不可不知。總之無一定之痘，故無一定之方。前論二言

盡之矣。

疹　論

若明六氣爲病，疹不難治。但疹之限期最迫，祇有三日。一以辛涼爲主，

如俗所用防風、廣皮、升麻、柴胡之類，皆在所禁。俗見疹必表外道也。大

約先用辛涼清解，後用甘涼收功。赤疹誤用麻黃、三春柳等辛溫傷肺，以

致喘咳欲厥者，初用辛涼加苦梗、旋覆花，上提下降，甚則用白虎加旋覆、杏仁，繼用甘涼加旋覆花以救之。咳大減者去之。凡小兒連咳數十聲不能回轉，半日方回如雞聲者，千金葦莖湯合葶藶大棗瀉肺湯主之。近世用大黃者，殺之也。蓋葶藶走肺經氣分，雖兼走大腸，然從上下降，而又有大棗以載之緩之，使不急於趨下。大黃則純走腸胃血分，下有形之滯，並不走肺，徒傷其無過之地故也。若固執病在臟，瀉其腑之法，則誤矣。

瀉白散不可妄用論

錢氏制瀉白散，方用桑白皮、地骨皮、甘草、粳米治肺火皮膚蒸熱，日晡尤甚，喘咳氣急，面腫熱鬱肺逆等證。歷來註此方者，袛言其功，不知其

弊。如李時珍以爲瀉肺諸方之準繩，雖明如王晉三、葉天士，猶率意用之。

愚按：此方治熱病後，與小兒痘後，外感已盡，真氣不得歸元，咳嗽上氣，身虛熱者，甚良。若兼一毫外感，即不可用。如風寒、風溫正盛之時，而用桑皮、地骨，或於別方中加桑皮，或加地骨，如油入麵，錮結而不可解矣。

考《金匱》金瘡門中王不留行散，取用桑東南根白皮以引生氣，燒灰存性以止血。仲景方後自註云：小瘡即粉之，大瘡但服之，產後亦可服。如風寒，桑根勿取之。沈目南註云：風寒表邪在經絡，桑根下降，故勿取之。愚按：桑白皮雖色白入肺，然桑得箕星之精，箕好風，風氣通於肝，實肝經之本藥也。且桑葉橫紋最多而主絡，故蠶食桑葉而成絲。絲，絡象也。桑皮純絲結成，象筋亦主絡。肝主筋，主血，絡亦主血。象筋與絡者，必走肝，同類相從也。肝經下絡陰器，如樹根之蟠結於土中。桑根最爲堅結，《詩》稱徹彼

桑土，《易》言繫于苞桑是也。再按腎脈之直者，從腎上貫肝膈，入肺中，循喉嚨，挾舌本。其支者，從肺出絡心，注胸中。肺與腎為子母，金下生水。桑根之性，下達而堅結，由肺下走肝腎者也。內傷不妨用之，外感則引邪入肝腎之陰，而咳嗽永不愈矣。吾從妹八、九歲時，春日患傷風咳嗽，醫用杏蘇散加桑白皮，至今將五十歲，咳嗽永無愈期，年重一年。試思如不可治之嗽，當早死矣，如可治之嗽，何以至四十年不愈哉！亦可以知其故矣。

愚見小兒久嗽不愈者，多因桑皮、地骨，凡服過桑皮、地骨而嗽不愈者，即不可治。伏陷之邪，無法使之上出也。至於地骨皮之不可用者，余因仲景先師風寒禁桑皮而悟入者也。蓋凡樹木之根，皆生地中。而獨枸杞之根，名地骨者何？蓋枸杞之根，深入黃泉，無所終極，古又名之曰仙人杖。蓋言凡人莫得而知其所終也。木本之入下最深者，未有如地骨者。故獨異眾根而獨得

地骨之名。凡藥有獨異之形，獨異之性，得獨異之名者，必有獨異之功能，

亦必有獨異之偏勝也。地骨入下最深，稟少陰水陰之氣，主骨蒸之勞熱，力

能至骨。有風寒外感者，而可用之哉！或曰桑皮、地骨，良藥也。子何畏之

若是？余曰：人參、甘草，非良藥耶？實證用人參，中滿用甘草，外感用桑

皮、地骨，同一弊也。

萬物各有偏勝論

無不偏之藥，則無統治之方。如方書內所云：某方統治四時不正之氣，

甚至有兼治內傷產婦者，皆不通之論也。近日方書盛行者，莫過汪訒庵《醫

方集解》一書。其中此類甚多，以其書文理頗通，世多讀之而不知其非也。

天下有一方而可以統治四時者乎！宜春者即不宜夏，宜春夏者更不宜秋冬。

余一生體認物情，祇有五穀作飯，可以統治四時餓病，其他未之聞也。在五穀中尚有偏勝，最中和者莫過飲食。且有冬日飲湯，夏日飲水之別，況於藥乎！得天地五運六氣之全者莫如人。人之本源雖一，而人之氣質，其偏勝爲何如者？人之中最中和者，莫如聖人。而聖人之中，且有偏於任，偏於清，偏於和之異，千古以來不偏者，數人而已，常人則各有其偏，如《靈樞》所載陰陽五等可知也。降人一等，禽與獸也。降禽獸一等，木也。降木一等，草也。降草一等，金與石也。用藥治病者，用偏以矯其偏，以藥之偏勝太過，故有宜用，有宜避者。合病情者用之，不合者避之而已。無好尚，無畏忌，惟病是從。醫者性情中正和平，然後可以用藥，自不犯偏於寒熱溫涼一家之固執，而亦無籠統治病之弊矣。

汪按：食能養人，不能醫病。藥能醫病，不能養人。無病而服藥，有病

而議藥，此人之大患也。茯苓、甘草，誤用亦能殺人。巴豆、砒霜，對病即

能起死。捨病而論藥，庸人之通病也。又按：今世醫者學醫，惟求其便。病

家擇醫，惟求其穩。然非通何由得便，非當無所謂穩，捨通而求便，捨當而

求穩，必夭人性命矣。

草木各得一太極論

古來著本草者，皆逐論其氣味性情，未嘗總論夫形體之大綱，生長化收

藏之運用，茲特補之。蓋蘆主生，幹與枝葉主長，花主化，子主收，根主

藏，木也。草則收藏皆在子，凡幹皆昇，蘆勝於幹。凡葉皆散，花勝於葉。

凡枝皆走絡，鬚勝於枝。凡根皆降，子勝於根。由蘆之昇而長而化而收，子則復降而昇而化而收矣。此草木各得一太極之理也。

愚之學，實不足以著書。是編之作，補苴罅漏而已。末附二卷《解兒難》、《解產難》，簡之又簡，祇摘其吃緊大端，與近時流弊，約畧言之耳。覽者諒之。

《醫道傳承叢書》跋 （鄧老談中醫）

現在要發揚中醫經典，就要加入到弘揚國學的大洪流中去，就是要順應時代的需要。中華民族的精神，廣泛存在于十三億人民心中，抓住這個去發揚它，必然會得到大家的響應。中醫經典要宣揚，必須有中醫臨床作為後盾。中醫經典都是古代的語言，兩千多年前的，現在很多人沒有好好地學習《醫古文》，《醫古文》學習不好，就沒法理解中醫的經典。但更重要的是中醫臨床！沒有臨床療效，我們講得再好現在人也聽不進去，更不能讓人接受。

過去的一百年裏，民族虛無主義的影響很大，過去螺絲釘都叫洋釘，國內做不了。可現在我們中國可以載人航天，而且中醫已經應用到了航天事業

上，例如北京中醫藥大學王綿之老就立了大功，爲宇航員調理身體，使他們大大減少太空反應，這就是對中醫最好的宣揚。

中醫是個寶，她兩千多年前的理論比二十一世紀還超前很多，可以說是『後現代』。比如我們的治未病理論，西醫就沒有啊，那所謂的預防醫學就只是預防針（疫苗）而已，只去考慮那些微生物，去殺病毒，不是以人爲本，是拆補零件的機械的生物醫學。我們是仁心仁術啊！是開發人的『生生之機』的辯證的人的醫學！這個理論就高得多。那醫院裏的ICU病房，全封閉的，空調還開得很猛，病人就遭殃了！只知道防病毒、細菌、燒傷的病人就讓你盡量地密封，結果越密封越糟糕，而中醫主張運用的外敷藥幾千年來療效非常好！但自近現代西醫占主導地位後就不被認可。相比而言，中醫很先進，治病因時、因地、因人制宜，這是中醫的優勢，這些是機械唯物論所

不能理解的。

治未病是戰略，（對一般人而言）養生重于治病。（對醫生而言）有養生

沒有治病也不行。我們治療就是把防線前移，而且前移很多。比西醫而言，

免疫學最早是中醫發明的，人痘接種是免疫學的開端。醫學上很多領域都是

我們中醫學領先世界而開端的呢！但是，西醫認死了，免疫學就是打預防

針！血清治療也有過敏的，並非萬無一失。現在這個流感他們西醫就沒辦法

免疫，病毒變異太多太快，沒法免疫！無論病毒怎麼變異，兩千多年來我們

中醫都是辨證論治，效果很好。西醫沒辦法就只好抗病毒，所以是對抗醫

學，人體當做戰場，病毒消滅了，人本身的正氣也被打得稀巴爛了。所以，

中醫學還有很多思想需要發揚光大。這兩年『治未病』的思想被大家知道

了，多次在世界大會上宣講。中醫落後嗎？要我說中醫很先進，是走得太快

了，遠遠超出了現代人的理解範圍，大家只是看到模糊的背影，因爲是從後

面看，現代人追不上中醫的境界，只能是遠遠地看，甚至根本就看不見，所

以也沒法理解。現在，有人要把中醫理論西醫化，臨床簡單化，認爲是『中

醫現代化』。背離中醫固有的理論，放棄幾千年來老祖宗代代相傳的有效經

驗，就取得不了中醫應有的臨床療效，怎麼能說是發展中醫？

　　中醫的優勢就存在于《神農本草》、《黃帝內經》、《八十一難》、《傷寒卒病

論》等中醫經典裏。讀經典就是把古代醫家理論的精華先拿到，學中醫首

先要繼承好。例如：《黃帝內經》給我們講陰陽五行、臟腑經絡、人與天地

相參等理論，《傷寒論》教我們怎麼辨證、分析病機和處方用藥，溫病學是

中醫臨床適應需要、沿著《內經》《傷寒》進一步的發展。中醫臨床的發展

促進了理論的不斷豐富，後世中醫要在這個基礎上發展。所以，我有幾句

話：四大經典是根，各家學說是本，臨床實踐是生命線，仁心仁術是醫之靈魂。

中醫文獻很重要，幾千年來的中醫經典也不限于四大經典，只是有些今天看不到了。從臨床的角度，後世的各家學說都是中醫經典的自然延續。

傷寒派、溫病派……傷寒派一直在發展，不是停留在張仲景時代。歷史上，傷寒派中有『錯簡』的說法，其實是要把自己對醫學的理解塞進去，這也是一種發展。因為臨床上出現的新問題越來越多，前代注家的理論不能指導臨床，所以要尋找新的理論突破。

中醫發展的關鍵要在臨床實踐中去發展。因為臨床是醫學的生命線！我們當年曾經遇到急性胰腺炎的患者用大承氣湯就治好了，胃穿孔的病人只用一味白芨粉就拿下。嬰兒破傷風，面如豬肝，孩子母親放下就走了，認爲死

定了；我們用燈心草點火，一燋人中，孩子『哇』地哭出來了；孩子一哭，媽媽就回來了，孩子臉色也變過來了；再開中藥，以蟬蛻爲主，加上僵蠶等，就治好了。十三燋火，《幼科鐵鏡》就有，二版教材編在書裏，三版的刪掉了。十三燋火，是用燈心草點火燋穴位，百會、印堂、人中、承漿……，民國初年廣東名醫著作簡化爲七個穴位。

還有，解放後五十年代，石家莊爆發的乙腦就是用白虎湯清陽明內熱拿下的。北京發病時，當時考慮濕重，不能簡單重複，蒲輔周加用了化濕藥，治愈率百分之九十以上。過了一年廣東流行，又不一樣了。我參加了兒童醫院會診工作，我的老師劉赤選帶西學中班學員去傳染病醫院會診。當時，廣東地區發的乙腦主要問題是伏濕，廣東那年先多雨潮濕、後來酷熱，患者病機濕遏熱伏。中醫治療關鍵在利濕透表，分消濕熱，濕去熱清，正氣自復。

所以只要舌苔轉厚患者就死不了！這是伏濕由裏達表，胃氣來復之兆。廣東治療利濕透熱，治愈率又在百分之九十以上。我們中醫有很多好東西，現在重視還不夠。

我提倡要大溫課、拜名師。爲什麼要跟名師？名師臨床多年了，幾十年積累的豐富學術與經驗，半年就教給你了，爲什麼不跟？現在要多拜名師，老師們臨床多年了，經驗積累豐富，跟師學習起來就很快。讓中醫大夫們得到傳承，開始讀《內經》，可以先學針灸，學了針灸就可以立即去跟師臨床，老師點撥一下，自己親手取得療效之後就可以樹立強烈的信心，立志學習中醫。中醫思想建立起來、中醫理論鞏固了、中醫基本功紮實了，臨床才會有不斷提高的療效！之後有興趣可以學習些人體解剖等西醫的內容，中西彙通，必要時中西互補。但千萬別搞所謂的「中西結合」，中醫沒水平，西醫

半吊子，那就錯了。在人類文明幾千年發展過程中，中醫、西醫是互爲獨立的兩個體系，都在爲人類健康長壽服務。我不反對西醫，但中醫更人性化，『以人爲本』。現在也有好多西醫來學習中醫，把中醫運用到臨床，取得了很好的療效。我們年輕中醫值得深思啊！

大溫課就是要讀經典、背經典，反復體會經典，聯繫實踐，活學活用。

我們這一代是通過學校教育、拜師、家傳、自學學成的中醫。新一代院校培養出來的年輕人要學好中醫，我很早就提出過：拜名師，讀經典，多臨證。

臨證是核心，經典是不會說話的老師，拜師是捷徑。在沒有遇到合適的老師可拜時，經典是最好的老師！即使遇到合適的老師，經典也不可不讀，《論語》上說『溫故而知新』嘛！

在廣東我們已經很好地開展大溫課、拜名師活動。當年能夠戰勝非典，

就是因爲通過我提倡的這種方式的學習，教育，培養出來了一批過硬的中醫

大夫。現在，應該讓全中國、全世界了解中醫學的仁心仁術，使中醫學更好

地爲人類健康長壽服務。希望年輕的中醫們沿著這個行之有效的方法加倍努

力啊！

邱浩、王心遠、張勇根據鄧鐵濤老中醫二〇〇八年

八月十日講話整理，經鄧老本人審閱。